LOW CARB ABENDESSEN

200 TOP REZEPTE FÜR DAS KÜCHENWUNDER

Inhaltsverzeichnis

Ajvar-Aufstrich

Für 1 Portion benötigen Sie:

1 Knoblauchzehe
1 Handvoll frischen Basilikum
100 g Feta
50 g Ajvar, mild
200 g Frischkäse
1 TL Salz

Ihre Zubereitung:

1. Geben Sie zunächst den geschälten Knoblauch und den frischen Basilikum in den Mixtopf, wo Sie beides für 10 Sekunden auf Stufe 5 zerkleinern.
2. Anschließend geben Sie den Feta dazu und vermengen alles für 10 Sekunden auf Stufe 4.
3. Nun geben Sie auf den Frischkäse, Ajvar sowie etwas Salz hinzu und mischen alles noch einmal für weitere 10 Sekunden auf Stufe 3 durch, bevor Sie den Aufstrich in ein geeignetes Gefäß umfüllen.

Alpensalat

Für 4 Portionen benötigen Sie:

500 g Rettich
1 TL Salz
¼ TL Pfeffer
1 EL Zucker
2 EL Essig
1 ml Sahne
2 EL Schnittlauchröllchen

Ihre Zubereitung:

1. Bis auf die Sahne und den Schnittlauch geben Sie alle Zutaten in den geschlossenen Mixtopf und zerkleinern alles für 10 Sekunden auf Stufe 4.
2. Anschließend geben Sie die Sahne und die Schnittlauchröllchen hinzu und vermengen alles im Linkslauf der Stufe 2 für 5 Sekunden.
3. Danach füllen Sie den Alpensalat in entsprechende Gefäße und servieren.

Antipasti

Für 4 Portionen benötigen Sie:

2 rote Paprikaschoten
1 gelbe Paprikaschote
3 kleine Zucchini
300 g Champignons
3 EL Olivenöl
1 EL Salz
6 EL Balsamico, dunkel
1 Handvoll frische Basilikumblätter
1 Knoblauchzehe
½ TL Pfeffer
500 ml Wasser

Ihre Zubereitung:

1. Geben Sie zuerst das Wasser in den geschlossenen Mixtopf.
2. Dann schneiden Sie Paprika, Zucchini und Champignons in mundgerechte Stücke, wobei Sie bei den Paprikaschoten die Kerne und Trennwände entfernen sollten.
3. Legen Sie das Gemüse in den Varoma und beträufeln Sie es mit ein wenig Öl und Salz.
4. Verschließen Sie den Varoma und vermischen Sie durch ein leichtes Schütteln alle Zutaten miteinander, bevor Sie den Varoma auf den Mixtopf aufsetzen und das Gemüse für 20 Minuten auf der Varomastufe 1 garen.
5. Dann füllen Sie das Gemüse in eine entsprechend große Schüssel um und gießen das Wasser aus dem Mixtopf ab.
6. Nun geben Sie die Knoblauchzehe, den Pfeffer, die Basilikumblätter sowie das Balsamico in den Mixtopf und vermengen alles für 10 Sekunden auf Stufe 8.
7. Richten Sie das Gemüse auf Tellern an und geben Sie die Marinade darüber, vermengen Sie alles gut miteinander und schmecken Sie zum Schluss noch einmal ab, bevor Sie sie servieren.

Antipasti – Gemüsevariationen nach Wahl

Zutaten für 4 Portionen:

- 2 Paprika (rot und gelb)
- 1 ½ Zucchini
- 300g Champignon
- 500ml Gemüsebrühe

Für die Marinade:

- 3 Knoblauchzehen
- 1 Zwiebel
- 3 EL Olivenöl
- 6 EL Balsamico
- 1 EL Salz

Zubereitung:

1. Geben Sie die Gemüsebrühe in den Küchenwunderer und verschließen Sie diesen.

2. Schälen und/ oder entkernen Sie die Paprika, die Zucchini und die Champignonpilze und schneiden alle in mundgerechte Stücke. Geben Sie diese zusammen mit dem Salz und dem Olivenöl in den Varoma. Rühren Sie einmal alles gut um und verschließen dann den Varoma mit seinem Deckel.

3. Setzen Sie nun den Varoma auf den Küchenwunderer auf und garen das Gemüse 20 Minuten lang der der Stufe 1.

4. Geben Sie das Gemüse auf eine Servierschale und bereiten nun die Marinade vor. Schälen Sie hierfür den Knoblauch und die Zwiebel und geben beides zusammen in den Küchenwunderer. Lassen Sie diesen 12 Sekunden auf der Stufe 5 laufen bis beides zerkleinert ist.

5. Geben Sie nun die restlichen Zutaten für das Dressing hinzu und stellen den Küchenwunderer auf die Stufe 8. Lassen Sie diesen 10 Sekunden lang alles verrühren und geben die Marinade nun über das Gemüse.

Asiatische Fleischklößchensuppe

3 Portionen

Zubereitungszeit: 25 Minuten

Schwierigkeitsgrad: leicht

ZUTATEN

Für die Fleischbällchen

- ½ Knoblauchzehe
- ½ Zwiebel
- 250 g Hackfleisch (Huhn, Rind oder Schwein)
- ½ TL Szechuan Pfeffer
- ¼ TL Ingwer
- 1 Ei

Für die Suppe

- ½ Knoblauchzehe
- ½ Zwiebel geviertelt
- kleines Stück Ingwer
- 1 Speckscheibe
- 1 kleines Körbchen Champignons, in Scheiben geschnitten
- 1 Nelke
- 1 Sternanis
- ½ Zimtstange
- ¾ Liter Wasser
- ½ Suppenwürfel (entweder Gemüse oder Hühnchen)
- ½ Bund Bok Choy / Pak Choy
- Frischer Koriander nach Geschmack

ZUBEREITUNG

Die Fleischbällchen

Zerkleinern Sie Zwiebel, Knoblauch und Nelke für 4 Sekunden / Geschwindigkeit 4 in dem TM-Messbecher.

Mischen Sie in die restlichen Zutaten für 15 Sekunden / rückwärts / Stufe 2 oder bis alles gut vermischt ist.

Formen Sie die Fleisch-Mischung in Kugeln und stellen Sie sie beiseite.

Die Suppe

Hacken Sie Ingwer, Knoblauch und Zwiebeln für 4 Sekunden / Geschwindigkeit 6 in dem Messbecher.

Als nächstes kochen Sie diese Mischung für 5 min / rückwärts / Varoma / Geschwindigkeit 1.

Wenn die Mischung gekocht ist, fügen Sie den Speck und die Pilze hinzu und kochen das Ganze wieder für 5 min / rückwärts / Geschwindigkeit 1.

Dann fügen Sie die restlichen Zutaten hinzu.

Jetzt setzen die vorbereiteten Fleischbällchen auf das Varoma Tablett, und plazieren das Tablett auf dem TM-Messbecher. Kochen Sie die Suppe für 12 min / rückwärts / Varoma / Geschwindigkeit 1.

Streuen Sie frischen, gehackten Koriander und Bok Choy über die Brühe und setzen die Fleischbällchen darauf.

Schließlich kochen Sie es für 3 min / rückwärts / Varoma / Geschwindigkeit 1.

Die Suppe ist nun servier-fertig

.

Auberginensalat mit Hähnchenbrustfilet

Für 2 Portionen benötigen Sie:

2 Kopfsalat Herzen

5 g Zitronenabrieb

40 g Zitronensaft, frisch gepresst

150 g Magermilch Joghurt

3 El. Rapsöl

1 Aubergine

Erythrit

Paprikapulver edelsüss

Paprikapulver rosenscharf

Sel de Fleur

Pfeffer aus der Mühle

Koriander

2 Hähnchenbrustfilet

Ihre Zubereitung

1. Kopfsalat waschen, trockenschleudern und zerpflücken.
2. Hähnchenbrustfilet waschen und trockentupfen, mit Sel de Fleur, Koriander, Paprikapulver und Pfeffer aus der Mühle würzen.

3rd Aubergine putzen. Beides zusammen im Mixtopf 5 Sekunden Stufe 3 grob zerkleinern. Beiseite stellen.

4. Joghurt mit Gewürzen und Zitronensaft im Mixtopf 30 Sekunden Stufe 6 vermixen.
5. Zerkleinerte Auberginen und den zerpflückten Kopfsalat auf Tellern anrichten, Zitronenjoghurt darüber träufeln.
6. Etwas Öl in den Mixtopf geben und das Hähnchenbrustfilet 3 Minuten Linkslauf vorgaren.
7. Anschließend weitergaren 15 Minuten Varoma Stufe 1.
8. Hähnchenbustfilet in Streifen schneiden und dekorativ über dem Salat anrichten.

Nährwerte pro Portion:

475 kcal | 11 KH | 29 F | 40 EW

Avocado mit Crevettenfüllung

Für 2 Portionen benötigen Sie:

100 g Crevetten

2 große Avocado

2 El. Sour Creme

1 Spritzer Balsamico Creme

2 El. fettreduzierte Mayonnaise

einige Spritzer Zitronensaft

Paprika edelsüss

Salz

Schwarzer Pfeffer aus der Mühle

Chilipulver

Dill

Knoblauch nach Belieben

Ihre Zubereitung

1. Avocado halbieren, den Kern herauslösen und abwaschen.
2nd Crevetten zusammen mit Sour Creme, Balsamico Creme, fettreduzierter Mayonnaise, Zitronensaft, Paprikapulver, Salz, schwarzem Pfeffer, Chilipulver und evtl. Knoblauch in den Mixtopf geben.
3. Alles zusammen 15 Sekunden Stufe 8 miteinander vermischen.
4th In die ausgehöhlten Avocado füllen, auf Tellern anrichten, nach Wunsch mit einigen zurückgelegten Crevetten garnieren. Guten Appetit!

Nährwerte pro Portion:

161 kcal | 9 KH| 7 F | 13 EW

Avocado mit Thunfischfüllung

Für 2 Portionen benötigen Sie:

1 Dose Thunfisch (in eigenem Saft)

2 Avocado

1 El. Distelöl

1 Knoblauchzehe

2 Datteltomaten

1 Schalotte

Sel de Fleur

bunter Pfeffer aus der Mühle

Ihre Zubereitung

1. Thunfisch in einem kleinen Sieb abtropfen lassen.
2. Zwiebel schälen, Datteltomaten waschen, den Strunk keilförmig entfernen, Knoblauch putzen und alles zusammen im Mixtopf 6 Sekunden Stufe 5 zerkleinern.
3. Avocado waschen, halbieren und den Stein entfernen. Anschließend fein schälen und ein wenig aushöhlen.
4. Thunfisch zum Zwiebelgemisch geben, mit wenig Öl, Sel de Fleur und buntem Pfeffer aus der Mühle abschmecken.
5. Die ausgelöffelten Avocadostückchen mit dazu geben.
6. Alles zusammen im Mixtopf 5 Sekunden Stufe 6 vermixen.
7. Thunfischfüllung in einen Spritzbeutel mit großer Tülle füllen und die Avocadohälften damit ausspritzen.
8. Gefüllte Avocadohälften auf Teller setzen, mit Datteltomaten und Thymianzweigen ausgarnieren und servieren Guten Appetit!

Nährwerte pro Portion:

564 kcal | 11 KH | 37 g F | 42 EW

Avocado Sellerie Schnee

Für 6 Portionen benötigen Sie:

1 ½ reife Avocado

1,2 kg Sellerie

Meersalz

etwas Pfeffer aus der Mühle

Muskatnuss (frisch gerieben)

Ihre Zubereitung

1. Avocado und Sellerie putzen und abwaschen, die Schnittstellen vomSellerie mit ein wenig Zitronensaft einreiben, damit sie nicht braun werden.
2. In den Mixtopf geben und 4-5 Sekunden Stufe 4 grob zerkleinern. Je nach Bedarf die Stufe feiner oder grober einstellen.
3. Den Mixtopf mit etwas Wasser füllen, Gemüse in den Varoma geben und 20 Minuten Stufe 1 garen.
4. Den Mixtopf leeren, Avocado und Sellerie hineingeben und 30 Sekunden Stufe 8 fein pürieren.
5. Mit Meersalz, Pfeffer aus der Mühle und frisch geriebener Muskatnuss abschmecken.

6th Nochmals sehr fein pürieren, damit die Gewürze sich gut verteilen. Etwa 15 Sekunden Stufe 6.

7th Auf vorgewärmtenTellern anrichten, mit Petersilie garnieren und servieren. Guten Appetit!

Nährwerte pro Portion:

77 kcal | 45 KH | 5 g F | 28 EW

Backwaren ganzer Fisch Für das Küchenwunder

8 Teile

Zubereitungszeit: 50 Minuten

Schwierigkeitsgrad: leicht

ZUTATEN

- 2 ganze Forelle
- 2 Bund frischer Koriander
- 1 Stück frischer Ingwer
- 6 Stück Frischer Knoblauch, geschält
- 12 Kaffir-Limettenblätter
- 2 Stangen Zitronengras
- 4 Stück roter Chili
- 12 Stück Schalotten
- 130 g Sojasauce Süß
- 130 g helle Sojasauce
- 4 EL Fischsauce
- 1 EL Sesamöl
- 1 EL Erdnussöl
- 1000 ml Wasser

ZUBEREITUNG

Hacken Sie Ingwer, Knoblauch und Schalotten mit 8 für 2 Sekunden dann mit Geschwindigkeit 7. Nachdem Seiten Schaben, wiederholen Sie diesen Schritt, wenn nötig.

Dann fügen Sie in den Koriander, Limettenblätter, Chili, restlichen Schalotten, Sojasaucen und hacken für 5 s / Geschwindigkeit 4. Dieses Marinade in eine Schüssel geben.

Bevor Sie den Fisch zubereiten, waschen Sie ihn und gut trocknen. Dann machen Sie 2 cm tiefe Einschnitte, wenige cm Abstand auf jeder Seite des Fisches.

Verwenden Sie Pergamentpapier um den Varoma Fach zu füllen. Setzen Sie Fisch oben ein, legen das Zitronengras in die Fisch Einschnitte und die marinierte Flüssigkeit über den Fisch gießen.

Gießen Sie Wasser in die Rührschüssel und ersetzen Sie die Varoma Deckel.

Dampf-Fische für 35 Minuten / Varoma / Geschwindigkeit ein.

Garnieren mit Koriander und Schalotten. Servieren mit gedünstetem Gemüse, asiatischer Reis oder grüner Salat.

Ballaststoffreicher Laib

Ergibt ein 375 g Brot

Zubereitungszeit: 1 Stunde 30 Minuten

Schwierigkeitsgrad: leicht

ZUTATEN

- 1 TL Himalaya / Celtic Sea Salt
- 150 g Bäcker-Mehl
- 125 g Vollkornmehl
- 1 TL Weizengluten
- 1 TL Trockenhefe
- 1 TL Brotaufbereiter (optional)
- 10 g weiche Butter / Ghee / Olivenöl
- 150 ml Wasser

ZUBEREITUNG

Beginnen Sie mit dem Vorheizen des Ofens auf 180°C und dem Einfetten Ihrer Kastenform.

Die Teig-Vorbereitung

Fügen Sie alle Zutaten in die TM-Schüssel und kneten Sie sie mit der Teig Funktion für 10 Minuten.

Wickeln Sie den vorbereiteten Teig in eine Thermomat oder legen Sie ihn in eine leicht eingefettete Schüssel und decken ihn mit Frischhaltefolie ab.

Lassen Sie ihn für etwa 1 Stunde an einem warmen Ort ruhen, oder bis er sich im Volumen verdoppelt hat.

Das Formen

Wenn der Teig sich in der Menge verdoppelt hat, legen Sie ihn auf eine leicht bemehlte, harte Oberfläche und schlagen den Teig, um die Gase entweichen zu lassen, bis er wieder flach ist.

Formen Sie den Teig in einen Stamm, der die Größe der Kastenform hat.

Setzen Sie den geformten Teig in die Kastenform lassen Sie ihn erneut für ca. 1 Stunde ruhen, oder bis er fast das Doppelte seiner ursprünglichen Größe erreicht hat.

Backen Sie Ihren Laib

Stellen Sie den doppelt-gegangenen Teig in den Ofen und backen ihn für 30-45 Minuten oder bis er goldbraun ist und das Brot hohl klingt, wenn man auf den Boden klopft.

Nehmen Sie es aus der Form und lassen es auf einem Kuchengitter abkühlen.

Nach dem Abkühlen in die gewünschte Menge Scheiben schneiden.

Beerenhütte

Für 2 Portionen benötigen Sie:

60 g frische Brombeeren

60 g frische Himbeeren

40 g Heidelbeeren

Erythrit (alternativ Xucker)

160 g Hüttenkäse light

Ihre Zubereitung

1stBrombeeren, Heidelbeeren und Himbeeren unter kaltem Wasser abbrausen und in einem Sieb abtropfen lassen. Einige schöne Früchte für die Garnierung beiseite legen.
2. Die Früchte in den Mixtopf geben, Erythrit nach Geschmack dazu und 40 Sekunden Stufe 3 miteinander vermischen.
3rd Nun den Hüttenkäse light dazugeben und nochmals 20 Sekunden Stufe 4 miteinander vermischen. Nach Belieben mit Erythrit nachsüssen.
4th In Gläser füllen, mit Früchten garnieren und servieren. Guten Appetit!

Nährwerte pro Portion:

158 kcal | 10 KH| 4 F | 10 EW

Bohnensalat

Zutaten für 4 Portionen:

- 16 grüne Oliven
- 1 Zwiebel
- ½ Paprika
- 1 Bund Petersilie
- 200g grüne, gekochte Bohnen
- 100g Kidneybohnen
- 100g Mais
- 200g Schafskäse

Für das Dressing:

- 2 EL Olivenöl
- 2 EL Balsamicoessig
- 1 TL Oregano Pulver
- 1 TL Thymian Pulver
- Salz und Pfeffer zum Abschmecken

Zubereitung:

1. Entkernen und halbieren Sie die Oliven und geben diese zusammen mit der Zwiebel, der Paprika und der Petersilie zusammen in den Küchenwunderer und lassen alles auf Stufe 8 für 10 Sekunden klein mahlen.

2. Geben Sie nun die vorher gekochten Bohnen, die Kidneybohnen, den Mais, den Schafskäse (vorher in Würfel schneiden) und die Zutaten für das Dressing hinzu.

3. Vermischen Sie alles vorsichtig per Hand, geben es in eine Schüssel und lassen alles im Kühlschrank für eine Stunde durchziehen.

Brokkoli Italienische Art

Für 4 Portionen benötigen Sie:

50 g Brokkoli

10 g fettreduzierte Butter

5 g Knoblauchpulver

10 g Petersilie (gefriergetrocknet)

5 g Salz

Pfeffer weiß

5 g Oregano

100 g Wasser

1 kleine rote Zwiebel

Ihre Zubereitung

1. Brokkoli in Röschen teilen, unter kaltem Wasser gründlich abspülen und in einem Sieb abtropfen lassen.
2. Rote Zwiebel schälen, im Mixtopf 3 Sekunden Stufe 3 zerkleinern.
3. Butter dazugeben und 2 Minuten Varoma Stufe 2 dünsten.

4. Brokkoli-Röschen dazu geben und weitere 3 Minuten Varoma Stufe 1 garen.
5. Anschließend die restlichen Zutaten zufügen, nochmals 2 Minuten Varoma Stufe 1 garen lassen.
6. Nach Belieben mit Gewürzen abschmecken.

7th Auf Tellern anrichten, nach Belieben mit Petersilie bestreuen und servieren. Guten Appetit!

Nährwerte pro Portion:

107 kcal | 7 KH| 8 F | 2 EW

Brokkoli-Suppe

2 Portionen

Zubereitungszeit: 25 Minuten

Schwierigkeitsgrad: leicht

ZUTATEN

- ½ Zwiebel
- 1 Knoblauchzehe
- 5 ml Olivenöl
- 1 Brokkoli Kopf, in Röschen geschnitten
- ½ Zucchini, grob gehackt
- ½ TL Kreuzkümmelpulver
- 1 EL TM Paste für Gemüsebrühe
- 500 ml Wasser
- 1 Zweig frischer Basilikumblätter

ZUBEREITUNG

Zerkleinern Sie Zwiebel und Knoblauch in der TM Schüssel für 2 Sekunden / Geschwindigkeit 5.

Geben Sie Olivenöl und Kreuzkümmel dazu und braten das Ganze für 3 min / 100°C / Geschwindigkeit 1.

Dazu geben Sie, gehackt, Brokkoli und Zucchini, für 6 Sekunden / Geschwindigkeit 4.5.

Gießen Sie das Wasser, die Brühe und den Basilikum dazu, für 20 min / 100°C / Geschwindigkeit 2.

Wenn das Gemüse gekocht ist, pürieren Sie die Brühe für 50 Sekunden / Stufe 1, und erhöhen Sie die Beschleunigung schrittweise bis 10.

Ihre Suppe ist jetzt bereit, serviert zu werden

Bunter Frühlingsquark

Für 2 Portionen benötigen Sie:

1 rote Paprikaschote

250 g Magerquark light

¼ Salatgurke

2 Frühlingszwiebel

Sel de Fleur

1 Prise Koriander

Schnittlauch-Röllchen

Ihre Zubereitung

1. Frühlingszwiebel putzen und in den Mixtopf geben.
2. Paprikaschote halbieren, Häutchen und Kerne entfernen, gut abwaschen, trockentupfen und ebenfalls in den Mixtopf geben.
3. Salatgurke waschen, jede zweite Reihe schälen und ebenfalls in den Mixtopf geben.
4. Alles zusammen 7 Sekunden Stufe 6 zerkleinern.
5. Magerquark zufügen, mit Sel de Fleur und einer Prise Koriander würzen und nochmals 8 Sekunden Stufe 6 miteinander vermixen.
6. Evtl. nochmals abschmecken. Mit Schnittlauch-Röllchen garnieren.
7. Umfüllen und servieren. Guten Appetit!

Nährwerte pro Portion:

119 kcal | 10 KH| 1 F | 15 EW

Bunter Salat Mix

Für 6 Portionen benötigen Sie:

Für den Salat Mix:

1 kleiner Römersalat

1 kleiner Rotkohl

Für die Marinade:

6 El. Sojajoghurt

4 El Zitronensaft, frisch gepresst

2 Knoblauchzehen

Ihre Zubereitung

1. Die Salate verlesen und gründlich waschen. In einem Sieb gut abtropfen lassen oder in der Salatschleuder trockenschleudern.

2nd Streifen schneiden.

3. Tahin zubereiten, wie unten angegeben oder fertig gekauftes Tahin verwenden.
4. Für die Marinade den Zitronensaft und das Sojajoghurt in den Mixtopf geben, Knoblauchzehen hineindrücken und 15 Sekunden Stufe 6 miteinander vermischen. Mit den Gewürzen abschmecken, 1 Tl. Tahin (Sesampaste) zugeben, Öl hinein fließen lassen und dies 2 Minuten Stufe 4 vermischen.

5th Den Salat Mix auf Tellern anrichten, die Marinade darüber träufeln und servieren. Guten Appetit!

Nährwerte pro Portion:

131 kcal | 8 KH| 13 F | 4 EW

Bunter Salat von Hähnchenbrust

Für 2 Portionen benötigen Sie:

½ gelbe Paprikaschote

½ rote Paprikaschote

¼ Salatgurke

400 g Hähnchenbrustfilet

1 Schalotte

6 Datteltomaten

100 g Rucolasalat

100 g Romanasalat

etwas Basilikum

etwa 10 cm Porree

½ Tl. Kurkuma

½ Tl. Paprikapulver

1 El. Distelöl

2 Knoblauchzehen

Sel de Fleur

bunter Pfeffer aus der Mühle

Ihre Zubereitung

1stKnoblauchzehe schälen und mit der Knoblauchpresse in den Mixtopf drücken. Kurkuma, Sel de Fleur, bunter Pfeffer aus der Mühle und Paprikapulver dazugeben. Distelöl zufügen und 4 Sekunden Stufe 6 vermixen.

2. Hähnchenbrustfilet waschen, trockentupfen und etwas flach klopfen.
3. Fleisch in eine Schüssel legen, mit der Ölmischung bestreichen und einige Zeit marinieren lassen.
4. Gemüse putzen, waschen und abtropfen lassen.
5. Romanasalat und Ruccolasalat waschen und in einer Salatschleuder trocken schleudern.
6. Die Paprikaschoten in den Mixtopf geben und 4 Sekunden Stufe 4 möglichst in Streifen raspeln.
7. Die Salatgurke und den Porree ebenfalls im Mixtopf in Streifen zerkleinern.
8. Tomaten waschen, den Strunk entfernen, die Zwiebel schälen und beides im Mixtopf 6 Sekunden Stufe 6 zerkleinern.
9. Das marinierte Fleisch in den Varoma geben, etwas Öl dazu und 15 Minuten 120 Grad Varoma Stufe 2 braten.

10thDen Salat auf Tellern verteilen, Hähnchenbrustfilets darauf legen und servieren. Guten Appetit!

Nährwerte pro Portion:

347 kcal | 10 KH | 11 g F | 10 EW

Bunter Seelachstopf

Für 2 Portionen benötigen Sie:

500 g Seelachsfilet

1 gelbe Paprikaschote

1 orange Paprikaschote

1 Zucchini

1 große rote Zwiebel

2 Frühlingszwiebeln

100 frischen Brokkoli (alternativ TK Brokkoli)

1 Pr. Ingwer

1 Eßl. Rapsöl

1 Eßl. Sesamöl

500 ml Kokosmilch

Salz

Pfeffer aus der Mühle

etwas Dill

etwas Knoblauch

Ihre Zubereitung

1stSeelachsfilet abwaschen, evtl. Gräten entfernen und trockentupfen. Mit Pfeffer aus der Mühle und Salz würzen.
2. In den Mixtopf geben und 2 Sekunden auf Stufe 4 grob zerkleinern, beiseite stellen.
3. Paprika und Frühlingszwiebel putzen, Zwiebel schälen und im Mixtopf 2 Sekunden Stufe 4 grob zerkleinern, beiseite stellen.
4. Den Brokkoli in Röschen teilen und gut in klarem Wasser waschen.
5. Öl in den Mixtopf geben, Gemüse (ausser Brokkoliröschen) Frühlingszwiebel und Zwiebeln zufügen und Varoma Stufe 1 für 5 Minuten garen.
6th Brokkoli-Röschen dazugeben, mit Salz und Pfeffer aus der Mühle abschmecken, etwas Knoblauch darüberpressen. Den Dill auflegen und die Kokosmilch einfliessen lassen.
7. Varoma Einlegeboden mit Backpapier auslegen, Seelachsfilet mit Salz und Pfeffer aus der Mühle würzen und hineinlegen. In den Varoma Behälter setzen und alles zusammen 14 Minuten Stufe 1 fertig garen.
8. Zum Schluß mit 1 Prise Ingwer abschmecken.
9th Auf vorgewärmten Tellern verteilen, mit ein wenig Dill garnieren und servieren. Guten Appetit!

Nährwerte pro Portion:

704 kcal | 22 g KH | 47 g F | 50 g EW

Calamari

Zutaten für 4 Portionen:

- 800 g Calamari (in Ringe geschnitten und unpaniert)
- 300 g passierte Tomaten
- 250 g Erbsen, TK
- 15 g getrocknete Pilze
- 4 Sardellen
- 2 Knoblauchzehen
- 1 Bd. Petersilie
- 1 Prise Peperoncino (gemahlene Peperoni Schoten)
- 100 ml Weißwein, trocken
- 20 ml Olivenöl
- ½ TL Salz
- 1 Würfel Gemüsebrühe
- 1 Prise Pfeffer

Zubereitung:

1. Zuerst geben Sie den Knoblauch und die Petersilie in den geschlossenen Mixtopf Ihres Küchenwunder und zerkleinern beides für 3 Sekunden auf Stufe 5.
2. Dann fügen Olivenöl, 1 Prise der getrockneten Peperoncino sowie die Sardelle hinzu und dünsten alles für 3 Minuten bei 100° C auf Stufe 1 an.
3. Nach dieser Zeit geben Sie durch die Öffnung im Deckel des Mixtopfes die Pilze, den Weißwein sowie die Calamari Ringe ebenfalls in den Mixtopf und bringen das Ganze für 5 Minuten bei 100° C im Linkslauf zum Kochen.
4. Abschließend geben Sie die passierten Tomaten, Salz, Pfeffer und Gemüsebrühe sowie die Erbsen hinzu und stellen Ihren Küchenwunder auf 100° C sowie Stufe 3 im Linkslauf ein, um die Calamari für 25 Minuten fertig zu garen.

Carciofo

Für 6 Portionen benötigen Sie:

600 g Spargel

Etwas Bergkäse

2 El. gehackte Petersilie

6 El. Distelöl

2 El. Zitronensaft

1 Tl. mittelscharfen Senf

200 g Ruccola Salat

Salz

Pfeffer aus der Mühle

einige Schnittlauch-Röllchen

Ihre Zubereitung

1. Spargel schälen, das untere holzige Ende großzügig abschneiden. Mithilfe eines Spargelschälers in sehr dünne Scheiben schneiden.

2. Ruccola Salat gut abwaschen und in einer Salatschleuder trockenschleudern.
3. Petersilie waschen und im Mixtopf 6 Sekunden Stufe 6 zerkleinern.
4. Zitrone auspressen und den Zitronensaft, Distelöl, Salz und Pfeffer aus der Mühle zugeben und im Mixtopf 10 Sekunden Stufe 8 gut miteinander vermischen.
5. Vorbereiteten Spargel in eine Schüssel geben, das Dressing darüber träufeln, Spargel vorsichtig unterheben.

6th Mit dünnen Scheibchen Bergkäse belegen, etwas Schnittlauch darüber streuen und servieren. Guten Appetit!

Nährwerte pro Portion:

133 kcal | 12 KH| 2 F | 4 EW

Casserole Epinards bébé

Für 6 Portionen benötigen Sie:

100 g Parmasankäse

50 g Butterschmalz

3 El. Rapsöl

1 Knoblauchzehen

5 g Meersalz

1 kg Babyspinat frisch

Etwas Muskatnuss, frisch gerieben

500 ml Wasser

1 El. Gewürzmischung Italian

Ihre Zubereitung

1. Parmesankäse einwiegen und im Mixtopf 6 Sekunden Stufe 8 fein reiben.
2. Den Babyspinat (Epinards bébé) gründlich waschen und in einem Sieb trocken tupfen oder in der Salatschleuder trocken schleudern.

3. Knoblauch schälen und durch die Knoblauchpresse drücken.
4. Butterschmalz dazugeben, den abgetropften Babyspinat einfüllen, mit den Gewürzen abschmecken und 15 Minuten Varoma Stufe 1 garen.

5th In der Zwischenzeit Backofen auf 220 Grad vorheizen. (Heißluft 200 Grad).

6th Eine Auflaufform mit Backspray einsprühen und das Spinatgemisch einfüllen. Mit Parmesankäse bestreuen und im vorgeheizten Backofen 15 Minuten überbacken und heiß servieren. Guten Appetit!

Nährwerte pro Portion:

239 kcal | 21 KH| 7 F | 10 EW

Catalina Salatdressing

Ergibt ca. 900 ml

Zubereitungszeit: 5 Minuten

Schwierigkeitsgrad: leicht

ZUTATEN

- 2-4 Knoblauchzehen
- 300 g Low Carb Ketchup
- 300 ml leichtes Olivenöl
- 24 Tropfen flüssiger Süßstoff
- 240 ml Rotweinessig
- 2 EL Zitronensaft
- 4 TL getrocknete Zwiebeln
- 1 TL Salz
- 1 TL Senfpulver
- ½ TL Paprikapulver
- 1 TL frisch gemahlener Pfeffer
- 1 TL Selleriesamen

ZUBEREITUNG

Den Knoblauch für 3 Sekundenunden / Geschwindigkeit 7 hacken.

Schaben Sie den zerkleinerten Knoblauch an den Seiten des Behälters herunter, fügen Sie die restlichen Zutaten hinzu und mischen Sie alles für 30 Sekundenunden / Geschwindigkeit 4.

Gießen Sie das Ergebnis in ein sauberes, trockenes Glas und lagern es im Kühlschrank über Nacht oder mindestens 8 Stunden.

Ihr Dressing ist nun fertig.

Cavolfiore verde e bianco

Für 6 Portionen benötigen Sie:

1 kg Blumenkohl

1 kg Brokkoli-Röschen

Salz

Pfeffer aus der Mühle

1 ½ El. Ghee

½ Gemüsezwiebel

100 g Schinkenwürfel

frisch geriebene Muskatnuss

Ihre Zubereitung

1. Blumenkohl und Brokkoli-Röschen erst unter kaltem Wasser abbrausen, danach für 10 Minuten in kaltes Salzwasser legen. (Spült die evtl. kleinen Fliegen heraus). Anschließend nochmals unter kaltem Wasser abwaschen und in einem Sieb abtropfen lassen.
2. Gut 500 ml Wasser in den Mixtopf gießen, Blumenkohl und Brokkoli-Röschen (jeweils nur 500 g garen), in den Varoma füllen und 10-15 Minuten 100 Grad Varoma Stufe 1 garen.

3rd Etwas Öl in den Mixtopf geben und die Schinkenwürfel 5 Minuten Varoma Stufe 2 anrösten. Beiseite stellen.

4. Fertig gegarten Blumenkohl und Brokkoli-Röschen in den Mixtopf geben, Butter und Ghee zufügen, mit Salz, Pfeffer aus der Mühle und frisch geriebener Muskatnuss würzen und 5 Minuten zu Schnee aufschlagen.

5th Auf vorgewärmten Tellern anrichten, mit gerösteten Schinkenwürfeln bestreuen und servieren. Guten Appetit!

Nährwerte pro Portion:

106 kcal | 7 KH| 7 F | 5 EW

Cremesüppchen von Waldlauch

Für 2 Portionen benötigen Sie:

75 ml Sauerrahm

¼ l Gemüsefond

75 g Waldlauch

½ rote Zwiebel

½ Bund Schnittlauch

½ El. Rapsöl

Salz

Muskatnuss, frisch gerieben

Pfeffer aus der Mühle

Etwas Koriander

Schnittlauch zum Garnieren

Ihre Zubereitung

1. Rote Zwiebel schälen und im Mixtopf 3 Sekunden Stufe 3 zerkleinern.
2. Waldlauch und Schnittlauch putzen, waschen und in einem Sieb abtropfen lassen.
3. Beides zu den Zwiebelwürfeln geben und nochmals 2 Sekunden Stufe 3 zerkleinern.
4. Rapsöl zufügen und 3 Minuten anschwitzen.
5. Nun den Gemüsefond einfließen lassen und 15 Minuten 100 Grad Varoma Stufe 1 garenlassen.

6. Danach erst den Sauerrahm (2 Tl. beiseite stellen) zugeben und weitere 2 Minuten Varoma Stufe 1 garen.
7. Anschließend im Mixtopf 15 Sekunden Stufe 8 fein pürieren.
8th In vorgewärmten Tellern oder Suppentassen anrichten, je Teller 1 Tl. Sauerrahm darauf setzen und mit Schnittlauch garnieren. Guten Appetit!

Nährwerte pro Portion:

137 kcal | 2 KH| 11 F | 2 EW

Cremige Hühnchen und Blumenkohl Reis-Suppe

Für 3 Portionen benötigen Sie:

Zubereitungszeit: 1 Stunde 5 Minuten

Schwierigkeitsgrad: leicht

ZUTATEN

Für die Suppe

- 50 g rohe Mandeln
- ½ braune Zwiebel, geschält
- 1 Stange Staudensellerie, geviertelt
- 15 ml Olivenöl (kaltgepresst) oder Butter
- 150 g Hähnchenschenkel oder Brust, gehackt in 2.5cm-Stücke
- 250 ml Wasser
- 1 EL Paste für Hühnerbrühe
- ½ Tasse frische Petersilie, gehackt
- 50 g Erbsen (frisch oder gefroren)
- 150 g Blumenkohl Röschen

Für die Hühnerbrühe-Paste

- 150 g rohe Hähnchenschenkel oder Brust, grob gehackt
- 150 g Gemüse (Lauch / Zwiebel / Schalotten, Knoblauch, Sellerie, Knollensellerie)
- ½ Tasse frische Kräuter (Rosmarin, Thymian, Petersilie)
- 75 g Meersalz oder Steinsalz
- 1 kleines Lorbeerblatt
- 25 ml Weißwein
- 1 Nelke
- 3 Koriandersamen

ZUBEREITUNG

Die Hühnerbrühe-Paste

Bei geschlossenem Deckel zerkleinern Sie das Hühnchen ein paar Mal auf Turbo Geschwindigkeit zu Hackfleisch.

Fügen Sie das Gemüse und die frischen Kräutern hinzu und hacken Sie alles für 10 Sekundenunden / Geschwindigkeit 5.

Als nächstes fügen Sie Weißwein, Salz Gewürznelke, Koriander und Lorbeerblatt hinzu und simmern die Mischung 20 min / Varoma / MB/Deckel ab / Geschwindigkeit 2 mit dem Simmer Korb auf dem Deckel.

Dann setzen Sie den MB/Deckel wieder auf und mixen alles 1 min / Geschwindigkeit 10.

Die Suppe

Mahlen Sie die Mandeln für 30 sSekundenundenk / Geschwindigkeit 9 oder bis sie pulverisiert sind, und stellen Sie sie beiseite.

Dann mahlen Sie den Blumenkohl für 5 Sekunden / rückwärts / Geschwindigkeit 5 und stellen Sie ihn beiseite.

Als nächstes hacken Sie Zwiebel, Sellerie, Gewürznelke für 3 Sekunden / Geschwindigkeit 5.

Das Öl der Mischung dazugeben und 3 min / 100°C / Geschwindigkeit 1 kochen.

Fügen Sie das gehackte Hühnerfleisch hinzu und kochen weitere 3 min / 100°C / Geschwindigkeit 1.

Als nächstes geben Sie Wasser, Grundpaste und Mandelpulver dazu und kochen alles 30 min / 100°C / rückwärts / Geschwindigkeit 1.

Wenn die Mischung gekocht ist, fügen Sie Petersilie, Blumenkohl und Erbsen hinzu und kochen noch einmal 5 min / 100°C / rückwärts / Geschwindigkeit 1.

Salzen und pfeffern wenn nötig und heiß servieren.

Cremiger Fenchellachs

Für 2 Portionen benötigen Sie:

½ Fenchelknolle

250 g Lauch

2 Scheiben Lachsfilet (frisch oder gefroren)

75 ml Gemüsebrühe

2 Eßl. saure Sahne

etwas Zitronensaft (frisch gepresst)

etwas Sojasauce

Salz

Pfeffer aus der Mühle

Ihre Zubereitung

1. Fenchelknolle und Lauch putzen, in den Mixtopf geben und 2 Sekunden auf Stufe 4 grob zerkleinern.

2nd Etwas Wasser dazugeben, die Gemüsebrühe einfüllen. Fenchel und Lauch in den Varoma legen und den Einlegeboden aufsetzen. Backpapier in den Einlegeboden geben, Dampfschlitze freilassen.

3. Das Lachsfilet daraufgeben mit Zitronensaft beträufeln, mit Salz und Pfeffer aus der Mühle würzen und alles zusammen 20 Minuten Varoma Stufe 1 garen.
4. In der Zwischenzeit den Backofen auf 80 Grad vorheizen.
5. Gemüse und Lachsfilet in den Backofen stellen.
6. Die restliche Brühe mit Salz, Pfeffer, Sojasauce und saurer Sahne in den Mixtopf geben und 3 Sekunden auf Stufe 8 mixen. Nach Geschmack noch mit einem Spritzer frisch gepresstem Zitronensaft abschmecken.

7th Das Gemüse auf Tellern anrichten, Lachsfilet darauf drappieren, etwas Sauce dazugeben und servieren. Die restliche Sauce dazu reichen. Guten Appetit!

Nährwerte pro Portion:

166 kcal | 20 g KH | 6 g F | 11 g EW

Cremiger Huhn- und Pilz-Auflauf

Für 3 Portionen benötigen Sie:

Zubereitungszeit: 30 Minuten

Schwierigkeitsgrad: leicht

Zutaten:

- ½ rote Zwiebel
- 1 Knoblauchzehe
- 10 g Butter
- 250 g Champignons
- 100 g Speck, gewürfelt
- 300 g Hühnerbrust oder Oberschenkel, gewürfelt
- ½ Dose Creme der Pilzsuppe
- 50 g Weißwein
- 50 g Sahne
- ½ EL Dijon-Senf

ZUBEREITUNG:

Hacken Sie die Zwiebel und Knoblauch in der TM-Schüssel für 5 s mit Geschwindigkeit 6 / MC.

Schaben Sie die Seiten nach unten ab und fügen Sie Butter, Pilze und Speck dazu.

Dann für 4 min bei 100 °C / MC auf / Rückwärts / mit Geschwindigkeit 1 andünsten.

Nun das Huhn hinzufügen und für 7 min / 100C / Rückwärts / MC auf / mit Geschwindigkeit 1 kochen.

Als Nächstes fügen Sie die Pilzsuppe, den Weißwein, die Sahne und den Senf hinzu, legen Sie den Simmer-Korb ein und kochen für 15 min bei 100 °C / Rückwärts / mit Geschwindigkeit 1.

In der Servierplatte und mit frisch gehackter Minze anrichten, falls gewünscht.

Heiß mit Kartoffelpüree und gedünstetem Gemüse servieren.

Eintopf Grüchi

Für 4 Portionen benötigen Sie:

250 g Grünkohl (alternativ TK)

250 g Chinakohl

150 ml Gemüsefond

½ grüne Paprikaschote

1 Fleischtomate

1 rote Zwiebel

½ Knoblauchzehe

Salz

Pfeffer aus der Mühle

15 g Speck (etwa 2 dicke Streifen)

Salz

Frisch geriebene Muskatnuss

Schwarzer Pfeffer aus der Mühle

Ihre Zubereitung

1. Den Grünkohl und Chinakohl putzen, gut unter kaltem Wasser abwaschen und abtropfen lassen.
2. im Mixtopf 15 Sekunden Stufe 8 zerkleinern.
3. Zwiebel schälen und ebenfalls im Mixtopf 8 Sekunden Stufe 6 zerkleinern.
4. Tomate waschen, Strunk entfernen, Paprika halbieren, Kerne und weiße Häutchen entfernen und 3 Sekunden im Mixtopf Stufe 6 zerkleinern.
5. Gemüsefond darüber gießen, mit Salz, Pfeffer aus der Mühle und frisch geriebener Muskatnuss würzen.
6. Den Speck zwischen den Kohl legen und alles zusammen 30 Minuten 100 Grad Varoma Stufe 1 garen.

7th Nach Belieben mit etwas Senf abschmecken und auf Tellern anrichten. Guten Appetit!

Nährwerte pro Portion:

122 kcal | 5 KH| 14 F | 7 EW

Erdnuss-Hühnchen Nudeln

2 Portionen

Zubereitungszeit: 20 Minuten

Schwierigkeitsgrad: leicht

ZUTATEN

- 1,5 cm Ingwer, geschält
- 1 Knoblauchzehe, geschält
- 1 rote Chilischote (optional)
- 75 g geröstete Erdnüsse
- 10 g brauner Zucker
- 15 ml Sojasoße
- 25 g Kokoscreme
- 1 Hähnchenbrust, ohne Haut, in dünne Scheiben geschnitten
- 350 g Nudeln
- 2 kleine Chinakohl Köpfe, angeschnitten und halbiert

- Gebratene Schalotten, zum Servieren
- Limetten Scheiben, zum Servieren

ZUBEREITUNG

Hacken Sie Ingwer, Knoblauch und Chili in der TM-Schüssel für 5 Sekunden / Geschwindigkeit 5.

Schaben Sie den Inhalt an den Seiten nach unten und fügen Sie die Erdnüsse hinzu. Zerkleinern Sie alles für 2 Sekunden / Geschwindigkeit 6.

Dann fügen Sie die Kokosmilch, Sojasoße und den Zucker hinzu und kochen es für 2 min / 80°C / rückwärts / Geschwindigkeit 2, und stellen es beiseite.

Füllen Sie die TM-Schale mit 250 ml Wasser und garen das Hühnchen in der unteren Varoma Dampfgarungsschale, gekrönt mit den Nudeln, für 14 min / Varoma / Geschwindigkeit 3.5.

Rühren Sie das Hühnchen und die Nudeln, so das beides gleichmäßig gegart wird.

Geben Sie den Chinakohl zu dem Gericht und garen es nochmals für 3 min / Varoma / Geschwindigkeit 3 oder bis alles gar ist.

In einer großen Schüssel mischen Sie das Hühnchen mit den Nudeln, dem Chinakohl und der Erdnuss-Soße.

Servieren Sie mit gebratenen Schalotten und einem Spritzer Limettensaft obendrauf.

Falscher Hase

Für 2 Portionen benötigen Sie:

2 Knoblauchzehen

1 rote Zwiebel

1 frisches Hühnerei

2 hartgekochte Eier

500 g Rinderhackfleisch

Gemüsefond

250 g bio Möhren

1 El. Mandelmehl

Schlagrahm

½ El. Senf

2 Spritzer Tabasco

Salz

Bunter Pfeffer aus der Mühle

Chili-Flocken

Paprikapulver edelsüss

Paprikapulver rosenscharf

Petersilie

Schnittlauch

Ihre Zubereitung

1. Backofen auf 220 Grad (Umluft 200 Grad) vorheizen.
2. Bio Möhren schälen und putzen, Zwiebel schälen, die Knoblauchzehe schälen und durch die Knoblauchpresse drücken.
3. Hackfleisch in den Mixtopf einwiegen, frisches Hühnerei, Gewürze und Mandelmehl zufügen und 5 Sekunden Stufe 4 gut verkneten.
4. Eine Auflaufform oder kleinen Bräter mit Backspray besprühen.
5. Die Hackfleischmasse aus dem Mixtopf nehmen und einen schönen ovalen Braten oder Hasen formen.
6. Mittig verteilt die hartgekochten Eier hineindrücken, Öffnung mit Hackfleischmasse verschließen.
7. Im verschlossenen Bräter 5 Minuten backen lassen.
8. Danach den Deckel abnehmen und weitere 20 Minuten ohne Deckel bei gleicher Temperatur fertig backen lassen.Gemüsefond in den Mixtopf geben, kräftig mit den Gewürzen abschmecken und 1 Minute 100 Grad Varoma Stufe 1 erhitzen.
9. Zum Schluß einen Schuß Sahne dazugeben und nochmals 30 Sekunden Varoma Stufe 1 köcheln.

10th Fertig gebackenen Falschen Hasen auf einer vorgewärmten Fleischplatte anrichten, mit Petersilie garnieren und servieren, etwas heiße Sauce darüber träufeln und servieren. Guten Appetit!

Nährwerte pro Portion:

713 kcal | 11 KH| 41 F | 44 EW

Feine Quarkwaffeln

Für 3 Portionen benötigen Sie:

100 g Magerquark light

4 frische Hühnereier

6 El. Eiweiß-Pulver Vanille

50 g fettreduzierte Butter

2 El. Distelöl

Xucker (alternativ Erythrit)

Ihre Zubereitung

1. Hühnereier einzeln über einer Tasse aufschlagen und im Mixtopf geschlossen 15 Sekunden Stufe 5 mixen.
2. Fettreduzierte Butter, Eiweiß-Pulver Vanille, Distelöl und ein wenig Xucker (alternativ Erythrit) zugeben und 1 Minute Stufe 5 bei 37 Grad gut vermischen.
3. Magerquark light zufügen und nochmals 1 Minute auf Stufe 5 vermengen.
4. Waffeleisen vorheizen, 1-2 Löffel Teig (je nach Waffeleisen) Hineinfüllen und goldbraun backen.

5th Einzeln auf einem Gitter abkühlen lassen. Guten Appetit!

Nährwerte pro Portion:

379 kcal | 3 KH| 31 F | 22 EW

Feines Tomaten-Kräuter Süppchen

Für 4 Portionen benötigen Sie:

250 ml Gemüsebrühe

800 g reife Tomaten

1 Schalotte

20 g Butter

1 Knoblauchzehe

4 Teel. Olivenöl

8 Basilikumblättchen

etwas Salz

Pfeffer aus der Mühle

Ihre Zubereitung:

1. Die Tomaten kreuzweise einritzen, mit kochendem Wasser überbrühen und nach ca. 1 Minute häuten.
2. Schalotte und Knoblauchzehe schälen, zusammen mit den Tomaten und den gewaschenen Basilikumblättchen (1Blättchen je Teller zurücklassen) in den Mixtopf geben und alles zusammen 5 Minuten auf 100 Grad Stufe 1 schmoren.
3. Nun die Gemüsebrühe dazugießen und weitere 10 Minuten auf 100 Grad Stufe 1 garen lassen.
4. Die Butter zugeben und 1 Minute auf Stufe 1 zerkleinern, danach weitere 20 Sekunden auf Stufe 6 fertig garen lassen.
5. Zum Schluß mit Salz, Pfeffer aus der Mühle und ein wenig Stevia oder Erythrit abschmecken.

6th Die Suppe auf 4 Tellern verteilen, mit je 1 Teel. Olivenöl und 1 Basilikumblättchen garnieren und servieren. Guten Appetit!

Nährwerte pro Portion:

144 kcal | 6 g KH | 9 g F | 2 g EW

Feines Zucchinisüppchen

Für 4 Portionen benötigen Sie:

1 große Zwiebel

3 Zucchini

2 Knoblauchzehen

150 ml Sahne fettreduziert

Olivenöl

1 Lorbeerblatt

schwarzer Pfeffer aus der Mühle

Salz

frisch geriebene Muskatnuss

1 Eßl. Balsamico Aceto

750 ml Gemüsebrühe

Ihre Zubereitung

1. Die Zucchini waschen, die beiden Enden abschneiden, und dritteln.
2. Zwiebel und Knoblauch schälen, mit der Zucchini in den Mixtopf geben und 2 Sekunden Stufe 4 grob zerkleinern.
3. Nach Geschmack etwas Salz zufügen.
4. Olivenöl zugeben und 5 Sekunden auf Stufe 5 verrühren.
5. Anschließend Lorbeerblatt und Gemüsebrühe zufügen und 15 Minuten bei 100 Grad Stufe 1 garen.
6. Zuletzt die Halbfett Sahne zugeben, mit Balsamico Aceto, Salz, Pfeffer und Muskat abschmecken und 1 Minute Stufe 4-8 schrittweise pürieren.

7th Auf Tellern anrichten und sofort servieren. Guten Appetit!

Nährwerte pro Portion:

23 kcal | 1 g KH | 1 g F | 2 g EW

Feta-Paprika-Creme

Für 1 Portion benötigen Sie:

1 Knoblauchzehe
3 Stängel Petersilie
3 Stängel Dill
1 rote Paprikaschote
2 EL Olivenöl
¼ TL Salz
2 Prisen Pfeffer
200 g Feta

Ihre Zubereitung:

1. Vorbereitend sollten Sie von Petersilie und Dill die Blättchen abzupfen und die Paprikaschote in grobe Stücke schneiden.
2. Dann geben SIe den Knoblauch zusammen mit den Kräutern in den Mixtopf und zerkleinern Sie für 3 Sekunden auf Stufe 6.
3. Anschließend geben Sie die Paprikastücke sowie das Öl hinzu und zerkleinern alles noch einmal für weitere 5 Sekunden auf der Stufe 4,5.
4. Nun geben Sie die restlichen Zutaten hinzu und vermengen alles zu einer Creme, indem Sie den Küchenwunder für 15 Sekunden auf Stufe 4 einstellen.
5. Füllen Sie die Feta-Paprika-Creme in ein geeignetes Gefäß um und servieren Sie.

Feuriger Paprika Dip

Für 4 Portionen benötigen Sie:

½ Bund Schnittlauch

100 g Gouda mittelalt

2 grüne Spitzpaprika

1 kleine grüne eingelegte Chilischote

400 g Tomaten (Dose)

Chili-Flocken

Salz

Sambal Olek

Ihre Zubereitung

1. Spitzpaprika halbieren, säubern, die Kerne entfernen und gründlich waschen.
2. Eingelegte Chilischote abtropfen lassen und trockentupfen.
3. Schnittlauch waschen, trockentupfen und mit der Spitzpaprika und eingelegten Chilischote im Mixtopf 6 Sekunden Stufe 6 zerkleinern.
4. Tomaten mit der gesamten Flüssigkeit dazugeben. Mit Salz, Pfeffer, Chili-Flocken und Sambal Olek würzen und nochmals ca. 8 Sekunden Stufe 6 miteinander vermischen.

5th In eine Dip Schale füllen, mit Schnittlauch bestreuen und servieren. Guten Appetit!

Nährwerte pro Portion:

122 kcal | 5 KH | 7 g F | 8 EW

Filetspieße an Sauerampferspiegel

Für 2 Portionen benötigen Sie:

300 g Lachsfilet

½ Bund frischen Sauerampfer

½ Zitrone

3 El. Crème fraîche

100 g Joghurt

40 g weißer Spargel

1 Bund Frühlingszwiebel

1 Pr. Rohrzucker

2 El. Distelöl

Salz

Pfeffer aus der Mühle

Ihre Zubereitung

1stZitrone halbieren und auspressen.
2nd Frühlingszwiebel putzen und im Mixtopf 2 Sekunden Stufe 3 grob zerkleinern. Umfüllen und beiseite stellen.
3. Sauerampfer gründlich waschen und in einem Sieb abtropfen lassen oder in einer Salatschleuder trockenschleudern.
4. Im Mixtopf 1 Sekunde Stufe 3 grob zerkleinern.
5. Joghurt, Crème fraîche, Zitronensaft, Salz und Pfeffer aus der Mühle zufügen und abschmecken.
6. Im Mixtopf 5 Sekunden Stufe 8 gründlich vermixen.
7. Spargelstangen putzen, die unteren Enden großzügig abschneiden und in schräge dünne Streifen schneiden.
8. Lachsfilet abwaschen, trockentupfen und in ca. 2 breite Streifen schneiden. Mit der grauen Seite innenliegend aufrollen, mit Zahnstochern aufspießen mit Salz und Pfeffer aus der Mühle würzen.
9. Den Spargel mit den Frühlingszwiebeln in den Varoma legen, Öl dazugeben, die Lachsspieße obendrauf legen und 15 Minuten 100 Grad Varoma Stufe 1 garen.
10thAuf vorgewärmten Tellern anrichten, einen Spiegel Sauerampfercreme angießen und servieren. Guten Appetit!

Nährwerte pro Portion:

517 kcal | 18 KH | 32 g F | 37 EW

Fischtopf russische Art

Für 2 Portionen benötigen Sie:

160 g frische Möhren

160 g rote Beete (vorgegart)

200 g Spitzkohl

200 g Blumenkohl

300 g Kabeljaufilet (wahlweise Seelachsfilet)

800 ml bio Gemüsebrühe

1 bio Zitrone

Kümmel nach Geschmack

2 Lorbeerblättern

5 Stiele frischen bio Dill

frischer Pfeffer aus der Mühle

Meersalz

Ihre Zubereitung

1stVorgegarte Rote Beete aus der Verpackung nehmen, mit einem Küchenkrepp abtupfen. Möhren mit dünner Schale nur abbürsten, ansonsten schälen. Blumenkohl waschen und die äußeren Blätter entfernen. Die äußeren Blätter vom Spitzkohl entfernen, den Stunk herausschneiden.
2. Rote Beete, Möhren und Blumenkohl und den Spitzkohl in den Mixtopf geben und 2 Sekunden auf Stufe 5 zerkleinern.
3. Lorbeerblätter, Kümmel nach Geschmack und die Gemüsebrühe in den Varoma füllen, Kabeljau locker obenauf legen.
4. Alles zusammen für ca. 7 Minuten auf Stufe 1 garen. Nach ca. 4 Minuten etwas Salz und Pfeffer dazugeben.
5th In der Zwischenzeit die Zitronenschale fein raspeln, Zitrone auspressen. Mit einer Prise Kümmel und dem Joghurt in den Mixtopf geben und 2 Sekunden auf Stufe 3 mixen. Mit Salz und frischen Pfeffer abschmecken.
6th Den fertigen Fischtopf auf Tellern verteilen, den Fisch lose darüberlegen mit einem kleinen Klecks Joghurtdip und Dill garnieren. Den restlichen Joghurtdip in einem Schälchen dazureichen. Guten Appetit!

Nährwerte pro Portion:

306 kcal | 23 g KH | 38 g F | 38 g EW

Fleischkäse

Für 8 Portionen benötigen Sie:

800 g Hackfleisch
150 g Eiswürfel

70 ml Mineralwasser
18 g Pökelsalz
1 TL weißer Pfeffer
½ TL Muskat
1 TL Majoran
¼ TL Piment
¼ TL Ingwerpulver
1 TL Paprikapulver, edelsüß
3 g Kutterhilfsmittel

Ihre Zubereitung:

1. Fetten Sie zunächst eine Kastenform gut ein und heizen Sie den Backofen auf 200°C vor.
2. Stellen Sie einen Behälter mit dem Mineralwasser bereit und geben Sie die Eiswürfel in den Mixtopf, wo Sie sie für 3 Sekunden auf Stufe 5 zerkleinern. Die Hälfte davon geben Sie dann in das Mineralwasser.
3. Alle anderen Zutaten geben Sie mit in den Mixtopf vermengen alles für 3 bis 4 Minuten auf Stufe 5 zu einer breiigen Masse. Während dieser Zeit geben Sie das geeiste Mineralwasser langsam durch die Deckelöffnung dazu. Unterstützen Sie etwa nach der Hälfte der Zeit das Mischen mit dem Spatel, so dass ein cremiger Brei entsteht. Achten Sie darauf, dass das Brät nicht wärmer als 12°C wird.
4. Nun füllen Sie das Brät in die Kastenform um. Achten Sie dabei darauf, dass sich keine Luftblasen bilden. Zu Sicherheit können Sie die Kastenform nach dem Befüllen mehrmals auf die Arbeitsplatte klopfen.
5. Dann streichen Sie mit dem Spatel die Masse glatt, ritzen mit einem Messer ein Rautenmuster in die oberste Schicht und backen den Fleischkäse 90 Minuten im vorgeheizten Backofen fertig.

Französisch Zwiebeln und Spinat Brot Laib

Für 5 Portionen benötigen Sie:

Zubereitungszeit: 37 Minuten

Schwierigkeitsgrad: leicht

Zutaten:

• 1 kleine rote Zwiebel

• ½ EL Butter

- ½ TL Gemüsebrühe-Paste
- Prise brauner Zucker
- ¼ TL Balsamico-Essig
- 125 g Frischkäse
- 100 g saure Sahne
- 50 g Cheddar-Käse, gerieben
- ¼ gefrorener Spinat packen
- 2 Frühlingszwiebeln Stiele, grob gehackt
- 1 Brot Laib

ZUBEREITUNG:

Vorheizen des Backofens auf 180 ° C und mit Fett das Backpapier auslegen.

Hacken Sie die Zwiebeln in der TM-Schüssel für 5 Sekunden mit Geschwindigkeit 7 und kratzen die Innenseiten der Schüssel mit einem Spatel aus.

Fügen Sie die restlichen Zutaten sowie den Käse und die Frühlingszwiebeln hinzu und kochen diese für 10 min bei 100 ° C / MC off / mit Geschwindigkeit 1.

Dann fügen Sie den Spinat dazu und kochen für 1 min bei 100 °C mit Geschwindigkeit 1.

Nun legen Sie den Frischkäse, Sauerrahm, Cheddar und die Frühlingszwiebeln dazu und kochen das Gemisch für 5 min bei 100 °C auf der Geschwindigkeitsstufe 1.

Währenddessen hüllen Sie den Laib Brot aus und achten dabei darauf, dass die Kruste keine Löcher aufweist.

Zerbröseln Sie das geschöpfte Brot und fügen Sie es in die kochende Sauce.

Gießen Sie die gekochte Soße in die Schüssel und backen das Brot im vorgeheizten Ofen für 15 bis 20 Minuten oder bis das Brot gut geröstet wird.

Warm servieren

Frische Himbeerspeise

Für 1 Portionen benötigen Sie:

30 g Himbeeren (frisch oder TK)

5 El. Sojamilch

Etwas Xucker

Minzblättchen

100 g Hüttenkäse light

Ihre Zubereitung

1. Himbeeren verlesen, in ein Sieb geben und unter kaltem Wasser vorsichtig abbrausen und abtropfen lassen. (TK Himbeeren in einem Sieb auftauen lassen). Einige schöne Himbeeren zum Garnieren beiseite legen.
2. Hüttenkäse light und Sojamilch mit Xucker den Mixtopf geben und 5 Sekunden Stufe 5 miteinander vermischen.
3. Zum Schluss die Hälfte der Himbeeren dazugeben und nochmals 15 Sekunden miteinander gut vermischen.
4. Anschließend die restlichen Himbeeren dazugeben und mit dem Spatel vorsichtig unterheben.

5th In Glasschälchen portionieren und mit Minzblättchen garnieren. Guten Appetit!

Nährwerte pro Portion:

105 kcal | 6 KH| 1 F | 14 EW

Anmerkung: Schmeckt auch gut mit Brombeeren oder Heidelbeeren.

Frischer Schinken-Kräuter Dip

Für 6 Portionen benötigen Sie:

200 g Kräuterfrischkäse

1 Stiel Zitronenmelisse

100 g Kochschinken

2 Stiele Basilikum

½ Bund Ruccola

½ Zitrone

etwas Kardamom

Chili-Flocken

Salz

Pfeffer aus der Mühle

Ihre Zubereitung

1. Basilikum und Zitronenmelisse gründlich unter kaltem Wasser abbrausen und in einem Sieb abtropfen lassen.
2. Rucola putzen, waschen und ebenfalls in einem Sieb abtropfen lassen oder in der Salatschleuder trocken schleudern.
3. Zitrone auspressen, vom Kochschinken den Fettrand entfernen und den Kochschinken in feine Streifen schneiden.
4. Basilikum und Zitronenmelisse im Mixtopf fein zerkleinern, etwa 6 Sekunden Stufe 8.
5. Kräuterfrischkäse dazugeben, Rucola zufügen und 6 Sekunden Stufe 8 vermischen
6. Nun die Schinkenstreifen zugeben, mit Zitronensaft, Salz, Chiliflocken, Kardamom und Pfeffer aus der Mühle abschmecken und nochmals 5 Sekunden Stufe 8 vermischen.

7th Den fertigen Dip evtl. nochmals abschmecken, umfüllen und servieren. Guten Appetit!

Nährwerte pro Portion:

143 kcal | 2 KH | 11 g F | 7 EW

Fruchtig bunte Böhnchen

Für 6 Portionen benötigen Sie:

1 gelbe Paprikaschote

1 bio Apfelsine

500 frische grüne Bohnen

2 Knoblauchzehen

5 g Meersalz

3 g Zwiebelpulver

5 g Basilikum

bunter Pfeffer aus der Mühle

Salz

Petersilie

15 g fettreduzierte Butter

etwas Wasser

Ihre Zubereitung

1. Grüne Bohnen putzen, abwaschen und abtropfen lassen.
2. Apfelsine schälen und die weiße Haut entfernen, dann filetieren.
3. Paprikaschote halbieren, weiße Häutchen und Kerne entfernen, gut abwaschen.
4. Knoblauchzehe schälen und mithilfe der Knoblauchpresse zerdrücken.
5. Fettreduzierte Butter in den Varoma geben, Gemüse und zerdrückte Knoblauchzehe dazu geben, 1 Minute Varoma Stufe 1 rösten.
6. Etwas Wasser in den Mixtopf geben, Varoma aufsetzen und das Gemüse einfüllen, mit den Gewürzen bestreuen und 20 Minuten 100 Grad Varoma Stufe 1 garen.
7. Anschließend mit den Gewürzen abschmecken, die Orangefilets auflegen und nochmals 1 Minute Varoma Stufe 1 garen.

8th Auf Tellern anrichten mit Petersilie bestreuen und servieren. Guten Appetit!

Nährwerte pro Portion:

65 kcal | 8 KH| 4 F | 2 EW

Fruchtiger Buttermilch Shake

Für ca. 2Portionen benötigen Sie:

40 g Himbeeren

50 g geschrotete Leinsamen

4 Datteln

2-3 Minzstängel

300 ml Buttermilch

Ihre Zubereitung

1. Himbeeren unter fließend kaltem Wasser in einem Sieb kurz abbrausen und in den Mixtopf geben.
2. Datteln und Leinsamen einwiegen, alles zusammen im geschlossenen Mixtopf 3 Sekunden Stufe 5 pürieren.
3. Die Buttermilch einwiegen und nochmals ca. 2 Sekunden auf Stufe 5 gut durchmischen, bis eine schöne trinkfertige Masse entsteht.

4th In gekühlte Gläser verteilen, mit Minzblättchen garnieren. Guten Appetit!

Nährwerte pro Portion

147 kcal | 6 g KH | 6g F | 5g EW

Fruchtiges Thunfisch Tatar

Für 2 Portionen benötigen Sie:

175 g Mango

½ kleine grüne Pfefferschote

½ Avocado

½ Limette

½ El. Kapern

½ rote Zwiebel

1 Frühlingszwiebel

1½ Stiele Koriander

½ Bund Schnittlauch (alternativ gefrorener Schnittlauch)

1 El. Olivenöl

200 g Thunfischfilet (Sushiqualität)

bunter Pfeffer aus der Mühle

Sel de Fleur

3 Krabbenchips

Ihre Zubereitung

1stMango schälen, Fruchtfleisch vom Stein lösen und im Mixtopf 2 Sekunden auf Stufe 4 grob zerkleinern. Umfüllen und beiseite stellen.

2nd Koriander abbrausen, Blättchen abzupfen. Pfefferschote halbieren, entkernen, waschen und in den Mixtopf geben. Frühlingszwiebel putzen, abbrausen und ebenfalls mit Koriander in den Mixtopf geben. Beides zusammen 2 Sekunden Stufe 5 zerkleinern.

3. Avocado entsteinen, Fruchtfleisch mmit einem Eßlöffel herauslösen und im Mixtopf 3 Sekunden Stufe 3 grob zerkleinern.

4th Limette auspressen, 2 El. Limettensaft, 1 El. Öl mit Salz und Pfeffer in den Mixtopf geben und 3 Sekunden Stufe 4 vermischen. Über den Salat geben und locker unterheben.

5. Thunfischfilet in 3 cm große Stücke schneiden und für 25 Minuten ins Gefrierfach legen.
6. Das angefrorene Thunfischfilet im Mixtopf 8 Sekunden Stufe 6 zerkleinern. Wer es noch feiner mag, kann noch einige Sekunden weiter zerkleinern.
7. Nun Zwiebel, Kapern und den restlichen Limettensaft mit Olivenöl dazugeben, alles mit Salz und Pfeffer aus der Mühle würzen, kräftig abschmecken.

8. Alles zusammen 4 Sekunden Linkslauf vermischen.
9. Zum Schluss ¾ des Schnittlauchs untermischen.
10th Thunfischtatar mithilfe eines Servierrings auf Tellern verteilen, Mangosalat darum verteilen, mit Schnittlauchröllchen garnieren und servieren. Guten Appetit!

Nährwerte pro Portion:

340 kcal | 13 KH | 20 g F | 25 EW

Garnelen-Zucchini-Curry für das Küchenwunder

6 Portionen

Zubereitungszeit: 25 Minuten

Schwierigkeitsgrad: leicht

ZUTATEN

- 4 cm-Stück Ingwer
- 2 grüne Chilischoten
- 60 g frische Korianderblätter
- 8 Tomaten
- 12 Knoblauchzehen
- 6 EL Kokosöl
- 800 g Zucchini
- 1 TL Kurkuma Pulver
- 3 TL Kreuzkümmel Pulver
- ½ TL Cayennepfeffer
- 2 EL Zitronensaft
- 2 TL Salz
- 600 g Garnelen, gefroren

ZUBEREITUNG

Hacken Sie den Ingwer und Chili in der TM-Schüssel für 3 Sekunden / Geschwindigkeit 7.

Schaben Sie die Seiten der Schüssel nach unten ab, fügen die Korianderblätter und Tomaten hinzu und hacken für 4 Sekunden / Geschwindigkeit 5; stellen Sie es beiseite.

Zerkleinern Sie den Knoblauch für 3 Sekunden / Geschwindigkeit 7.

Gießen Sie das Öl dazu und braten den Knoblauch für 3 min / 120°C / MB/Deckel ab / Geschwindigkeit 1.

Fügen Sie die Zucchini, Gewürze, Salz, Zitronensaft und die Tomatenmischung hinzu und kochen alles 5 min / 100°C / MB/Deckel auf / rückwärts / Geschwindigkeit 1.

Nun geben Sie die Garnelen dazu und kochen das Ganze nochmals für 5 min / 100°C / rückwärts / MB/Deckel auf / Geschwindigkeit 1.

Garnieren Sie das Gericht mit gehackten Korianderblättern und servieren.

Gazpacho Baweio

Für 4 Portionen benötigen Sie:

400 g reife Tomaten

1 grüne Paprikaschote

3 Knoblauchzehen

1 Salatgurke (alternativ Schmorgurke)

1 Eßl. Weinessig

2 El Distelöl

frische Basilikumblättchen

Salz

schwarzer Pfeffer aus der Mühle

Ihre Zubereitung:

1. Tomaten mit kochend heißem Wasser überbrühen, nach 1 Minuten häuten.

2nd Zwiebel und Knoblauchzehen schälen. Salatgurke der Länge nach halbieren, die Kerne mit einem Teelöffel herausschaben, Salatgurke jede 2. Reihe schälen.

3. Paprikaschote hälfteln, die Häutchen und Kerne entfernen und gründlich waschen.
4. 1/3 der Tomaten, Zwiebeln, Knoblauchzehen, Gurke und Paprikaschote in den Mixtopf geben und 2 Sekunden auf Stufe 5 zerkleinern. Den Rest des Gemüses im Mixtopf 5 Sekunden auf Stufe 6 fein pürieren.

5. Essig und Distelöl dazugeben und nochmals für 2 Sekunden auf Stufe 5 miteinander vermengen.
6th Mit Salz und Pfeffer aus der Mühle abschmecken, in Glasschalen umfüllen, mit dem zerkleinerten Gemüse dekorieren, Basilikumblättchen auflegen und servieren. Guten Appetit!

Nährwerte pro Portion:

83 kcal | 6 g KH | 5 g F | 1 g EW

Gebackener Kabeljau mit Tomatenhaube

Für 2 Portionen benötigen Sie:

2 Knoblauchzehen

8 Kirschtomaten

2 Eßl. Olivenöl

200 g Fetakäse

2 Kabeljaufilets (alternativ: Seelachsfilet)

Sel de Fleur

bunter Pfeffer aus der Mühle

Ihre Zubereitung

1. Den Varoma Einlegeboden mit Backpapier auslegen, die Dampfschlitze dabei frei lassen.
2nd Kabeljaufilets waschen, trockentupfen und evtl. Gräten entfernen.
3. Knoblauch schälen, pressen und beiseite stellen.
4th Kirschtomaten waschen, putzen und mit dem Fetakäse in den Mixtopf geben. Beides zusammen 2 Sekunden Stufe 5 grob zerkleinern.
5th Kabeljaufilets in den Einlegeboden auf das Backpapier geben, zerkleinerte Kirschtomaten und Fetakäse darauf geben. Mit Sel de Fleur und buntem Pfeffer aus der Mühle würzen. Mit Olivenöl beträufeln und 20 Minuten Varoma Stufe 1 garen.
6th Lachsfilet mit Tomaten-Fetahaube auf vorgewärmten Tellern anrichten und servieren. Guten Appetit!

Nährwerte pro Portion:

483 kcal | 1 g KH | 32 g F | 44 g EW

Geeistes vegetarisches Gurkensüppchen

Für 2 Portionen benötigen Sie:

1 Salatgurke

1 Avocado

2 Frühlingszwiebel

1 Limette

300 ml Gemüsefond

150 g Joghurt

1 Bund Schnittlauch

2 El. vegetarischer Kaviar

Salz

schwarzer Pfeffer aus der Mühle

Ihre Zubereitung

1. Gläser in die Kühlung stellen.
2. Gurke längs halbieren und die Kerne mithilfe eines Teelöffels herausschaben.
3. Avocado halbieren und den Kern entfernen, Fruchtfleisch aus der Schale lösen.

4th Zwiebel schälen und mit der Avocado und Salatgurke in den Mixtopf geben. Alles zusammen 6 Sekunden Stufe 8 pürieren.

5th Gemüsefond, 2 El. Limettensaft und Joghurt zufügen und nochmals 3 Sekunden Stufe 6 mixen. Mit Salz und Pfeffer aus der Mühle abschmecken.

6. Schnittlauch waschen, trockentupfen und kleine Röllchen schneiden.

7th Die fertige Suppe in gekühlte Gläser füllen, mit vegetarischem Kaviar und Schnittlauchröllchen garnieren und sofort servieren. Guten Appetit!

Nährwerte pro Portion:

202 kcal | 7 KH | 16 g F | 6 EW

Geflügelbällchen auf Gemüsesuppe

Für 4 Portionen benötigen Sie:

250 g Knollensellerie

2 bio Möhren

½ Stange Lauch

600 g Hähnchenbrust

600 ml Gemüsefond

2 El. Sojajoghurt

1 große Zwiebel

1 Ei

4 Knoblauchzehen

Petersilie

Basilikum

Koriander

Salz

Bunter Pfeffer aus der Mühle

Ihre Zubereitung

1. Hähnchenfleisch abwaschen und trockentupfen. Basilikum kurz unter kaltem Wasser abbrausen, Knoblauchzehen schälen und zusammen mit dem Hähnchenfleisch im Mixtopf 3 mal 4 Sekunden auf Stufe 5 zu Hackfleisch verarbeiten. Zwischen den Mixvorgängen mit dem Spatel die Masse nach unten schieben.
2. Nun Sojajoghurt, Salz, Koriander und Pfeffer aus er Mühle dazu geben und 15 Sekunden auf Stufe 7 vermengen.
3. Kleine Bällchen formen und auf einem mit Frischhaltefolie bezogenen Küchenbrett beiseite stellen.
4. Sellerie, Möhren und Lauch putzen, bzw. schälen. Den Sellerie vierteln, den Lauch einmal halbieren und im Mixtopf 3 Sekunden auf Stufe 5 zerkleinern.
5. Olivenöl dazugeben und 2 Minuten im Varoma auf Stufe 2 andünsten.
6. Mit Gemüsefond ablöschen, die Gewürze dazugeben, die Geflügelbällchen obenauf legen und im geschlossenen Varoma 20 Minuten fertig garen lassen.

7th Auf Tellern anrichten und servieren. Guten Appetit!

Nährwerte pro Portion:

267 kcal | 12 KH| 40 F | 6 EW

Geflügelbällchen im Gemüsepool

Für 4 Portionen benötigen Sie:

250 g Knollensellerie

2 bio Möhren

½ Stange Lauch

600 g Hähnchenbrust

600 ml Gemüsefond

2 Eßl. Sojajoghurt

1 große Zwiebel

1 Ei

4 Knoblauchzehen

Petersilie

Basilikum

Koriander

Salz

bunter Pfeffer aus der Mühle

Ihre Zubereitung:

1. Hähnchenfleisch abwaschen und trockentupfen. Basilikum kurz unter kaltem Wasser abbrausen, Knoblauchzehen schälen und zusammen mit dem Hähnchenfleisch im Mixtopf 3 mal 4 Sekunden auf Stufe 5 zu Hackfleisch verarbeiten. Zwischen den Mixvorgängen mit dem Spatel die Masse nach unten schieben.
2. Nun Sojajoghurt, Salz, Koriander und Pfeffer aus der Mühle dazugeben und 15 Sekunden auf Stufe 7 vermengen.
3. Kleine Bällchen formen und auf einem mit Frischhaltefolie bezogenen Küchenbrett beiseite stellen.
4. Sellerie, Möhren und Lauch putzen, bzw. schälen. Den Sellerie vierteln, den Lauch einmal halbieren und im Mixtopf 3 Sekunden auf Stufe 5 zerkleinern.
5. Olivenöl dazugeben und 2 Minuten im Varoma auf Stufe 2 andünsten.
6. Mit Gemüsefond ablöschen, die Gewürze dazugeben, die Geflügelbällchen obenauf legen und im geschlossenen Varoma 14 Minuten Stufe 3 garen lassen.

7th Auf Tellern anrichten, die Bällchen obenauf legen, mit Petersilie garnieren und servieren. Guten Appetit!

Nährwerte pro Brotlaib:

50 kcal | 1 g KH | 9 g F | 1 g EW

Gefüllte Brokkoli-Hähnchenbrust an Käsespiegel

Für 2 Portionen benötigen Sie:

200 g frische Brokkoliröschen

2 frische Hähnchenbrüste (je 160g)

3 Tl. Distelöl

4 ½ Softtomaten

4 Eßl. Pesto (vorzugsweise Calabrese)

½ rote Zwiebel

1 gekochte Kartoffel (mittelgroß vom Vortag)

4 Eßl. Frisch gehackte Petersilienwurzel

50 g Blauschimmelkäse

150 ml frische fettarme Milch

Sel de Fleur

frisch gemahlener bunter Pfeffer aus der Mühle

etwas frisch geriebene Muskatnuss

Ihre Zubereitung:

1. Hähnchenbrust waschen und trockentupfen. Danach der Länge nach mit einem scharfen Messer eine Tasche einschneiden, beiseite legen.
2. Softtomaten waschen, trockentupfen in den Mixtopf geben, Pesto und gehackte Petersilie dazugeben und 3 Sekunden auf Stufe 5 mixen. Die vorbereiteten Hähnchenbrüste mit der Mischung gleichmäßig füllen. Evtl. mit einem Zahnstocher fixieren. Den frischen Brokkoli waschen und in kleine Röschen teilen, in das Garkörbchen geben.
3. 1200 ml Salzwasser in den Varoma füllen. Das Gärkörbchen aufsetzen. Die gefüllten Hähnchenbrüste mit dem restlichen Distelöl in den Varoma geben, aufsetzen und alles zusammen ca. 30 Minuten auf Stufe 2 gar werden lassen.

4th Für die Soße die Zwiebel schälen und in den Mixtopf geben, 2 Sekunden auf Stufe 5 mixen. 1 Teel. Disteöl dazugeben und 2 Minuten auf Stufe 2 andünsten. Die Milch und den Blauschimmelkäse, mit Salz und Pfeffer 4 Minuten auf Stufe 3 schmelzen lassen. Beiseite stellen.

5th Die Kartoffel vom Vortag pellen, würfeln, mit dem Brokkoli in den Mixtopf mit Rühraufsatz geben und 30 Sekunden auf Stufe 3 pürieren. Nach Geschmack mit Salz, Pfeffer und Muskatnuss abschmecken.

6th Einen Servierring auf den Teller stellen, Pürree einfüllen, Ring entfernen, Hähnchenbrüste darauf anrichten. Die Käsesoße rundherum als Spiegel anrichten. Guten Appetit!

Nährwerte pro Portion:

200 kcal | 7 g KH | 7 g F | 26 g EW

Gefüllte rote Paprika

Für 2 Portionen benötigen Sie:

4 rote Paprika

4 kleine Fleischtomaten

250g Rinderhack

½ Stk. frischer Ingwer

½ kleine frische Chili

1 frische Knoblauchzehen

35 ml Gemüsebrühe

35 ml frischer Tomatensaft

½ Teel. Provencialische Kräuter

1 Lauchzwiebel

50 g Schafskäse

Salz

frisch gemahlener schwarzer Pfeffer

Ihre Zubereitung:

1. Chili, Ingwer und Knoblauch putzen, im geschlossenen Mixtopf 3 Sekunden auf Stufe 5 zerkleinern. Von den Paprikas einen Deckel abschneiden, die Kerne und Innenhäutchen entfernen und abwaschen. Die Tomaten waschen und halbieren. Die Lauchzwiebeln putzen, in feine Ringe schneiden.
2. Das Rinderhack mit den Gewürzen zum Chili-Ingwer-Knoblauch Gemisch geben, die Kräuter dazu und im Linkslauf 30 Sekunden auf Stufe 3 miteinander vermengen.
3. Die ausgehöhlten Paprika mit der Hackmischung füllen und mit der Öffnung nach oben in den Varoma setzen. Die Tomaten in die Zwischenräume geben, Gemüsebrühe und Tomatensaft einfüllen. Schafskäse über die Tomaten und gefüllten Paprika streuen. Varoma aufsetzen, verschließen und 45 Minuten bei Stufe 2 garen.

1 Die fertig gegarten Tomaten und gefüllten Paprika mit den Lauchzwiebelringen garnieren. Guten Appetit!

Nährwerte pro Portion:

470 kcal | 27 g KH | 27 g F | 41 g EW

Gefüllte Zucchini Schiffe

Zutaten für 4 Personen:

- 80g Parmesan, gerieben
- 4 Zucchini
- 1 Paprika
- 2 Bund Petersilie
- 2 Stangen Schnittlauch
- 3 Frühlingszwiebeln
- 200g körnigen Frischkäse
- 2 EL Saure Sahne
- 200 ml Gemüsebrühe
- Salz und Pfeffer zum Abschmecken

Zubereitung:

1. Halbieren Sie die Zucchini und löffeln Sie das Fruchtfleisch mit einem Löffel heraus. Das Fruchtfleisch können Sie in den Küchenwunder geben und die Zucchinihälften verteilen Sie auf einem Backblech.

2. Entkernen Sie die Paprika und geben Sie diese in groben Stücken, zusammen mit der Petersilie, dem Schnittlauch und den Frühlingszwiebeln in den Küchenwunder. Lassen Sie diesen 8 Sekunden lang auf der Stufe 5 laufen.

3. Geben Sie nun die restlichen Zutaten (außer die Gemüsebrühe und den Parmesan) hinzu und lassen Sie den Küchenwunder erneut für 4 Sekunden auf der Stufe 5 laufen.

4. Verteilen Sie die Füllung, aus dem Küchenwunder gleichmäßig auf die ausgehöhlten Zucchinihälften.

5. Geben Sie die Gemüsebrühe vorsichtig über die Zucchinihälften, streuen den Parmesankäse über die Hälften und backen diese 20 Minuten lang bei 180° im Backofen.

Gefülltes Omelette an Meerettichcreme

Für 3 Portionen benötigen Sie:

80 g neutrales Eiweiß-Pulver

70 g Mandelmehl

etwas Wasser

3 Eier

40 g Meerrettich

40 g Frischkäse

1 bio Zitrone

¼ bio Salatgurke

3-4 Stängel Dill

1 Pr. Salz

1 Pr. Pfeffer

1 Pr. Koriander

200 g geräuchertes Lachsfilet

Ihre Zubereitung

1. Mandelmehl und Eiweiß-Pulver in den Mixtopf geben und auf Stufe 2 ca. 2 Sekunden mischen, in einer Schüssel beiseite stellen.
2. Den „Schmetterling" in den fettfreien Mixtopf einsetzen.
3. Ei trennen und das Eiklar in den Mixtopf geben. 2 Minuten auf Stufe 4 steif schlagen, beiseite stellen.
4. Nun die Mehlmischung in den Mixtopf geben, die restlichen 2 Eier einzeln über einer Tasse aufschlagen und dazugeben. Wasser und die Prise Salz zufügen und 15 Sekunden auf Stufe 4 verrühren. Anschließend das steif geschlagene Eiweiß zugeben und 1 Sekunde auf Stufe 1-2 unterrühren.
5. Den Varoma Einlegeboden mit Backpapier auslegen, dabei die Dampfschlitze am oberen Rand frei lassen. 1/6 des Omeletteteiges in den Einlegeboden füllen, in den Varoma setzen.

6. Wasser in den Mixtopf füllen, Varoma aufsetzen und das Ganze ca. 25 Minuten auf Stufe 1 garen. Auf diese Weise die restlichen 5 Omelettes ebenfalls backen. Die fertigen Omelettes beiseite stellen und gut auskühlen lassen.
7. Nun Frischkäse und Meerrettich in den Mixtopf füllen, nach Geschmack mit Salz, Pfeffer und einer Prise Koriander würzen und im Linkslauf ca 25 Sekunden mischen.
8. Die ausgekühlten Omelettes beidseitig gerade schneiden, die Abschnitte beiseite legen.
9. 6 Scheiben geräuchertes Lachsfilet mit Zitrone beträufeln. Die Salatgurke waschen und mit einem Sparschäler Längsstreifen abschälen und auf dem geräucherten Lachsfilet gleichmäßig verteilen, den gewaschenen Dill obenauf legen und einrollen.

10th Die ausgekühlten Omelettes mit der Meerettich-Creme bestreichen, das restliche geräucherte Lachsfilet und die Omelette-Abschnitte darauf verteilen. Auf je 1 Omelette 1 Lachsröllchen setzen und das Ganze einrollen.

Nährwerte pro Portion:

628 kcal | 9 g KH | 38 g F | 58 g EW

Gegrillte Sardinen an Blattspinat

Für 2 Portionen benötigen Sie:

85 g frischer Blattspinat

1 Schalotte

1 Knoblauchzehe

15 g Sultaninen

4 Sardinen (küchenfertige)

4 Zweige Thymian

25 ml trockenen Sherry

1 ½ El. Rapsöl

Salz

schwarzer Pfeffer aus der Mühle

Ihre Zubereitung

1. Spinat in kaltem Wasser waschen, die groben Stiele entfernen und in einem Sieb abtropfen lassen.
2. Zwiebel schälen und im Mixtopf 3 Sekunden Stufe 5 zerkleinern.
3. El. Öl in eine flache Schale geben und die Sardinen darin wenden.
4. Die Sultaninen in Wasser einwaschen, nach der Einweichzeit ausdrücken.
5. Öl in den Mixtopf geben, Spinat, Zwiebel und Knoblauch zufügen 1Minute 100 Grad Varoma Stufe 1 garen lassen.
6. Danach Sherry angießen Sultaninen zufügen und alles zusammen 4 Minuten 100 Grad Varoma Stufe 1 garen.
7. In der Zwischenzeit die Sardinen entgräten, indem man sie mit der Öffnung nach oben in die Hand legt und die Rückengräte mit Daumen und Zeigefinger nach oben herausziehen.

8th Die entgräteten Sardinen in sehr heißem Öl in einer beschichteten Pfanne hell anbraten, salzen und pfeffern. Insgesamt ca. 3 Minuten.

9th Den Spinat auf vorgewärmten Tellern anrichten, Sardinen darauf drappieren und servieren. Guten Appetit!

Nährwerte pro Portion:

198 kcal | 5 KH | 11 g F | 15 EW

Gegrilltes Lamm an Granatapfel-Spargelbett

Für 2 Portionen benötigen Sie:

400 g Lammkarree

frische Kräuter der Provence

30 g Butter

1 Eigelb

1 El. Rapsöl

1 Granatapfel

Sel de Fleur

bunter Pfeffer aus der Mühle

1 El. Low Carb Semmelbrösel

Für den Spargel:

1 Tl. Butter

1 Pr. Salz

1 Pr. Zucker

1 Spritzer Essig

600 g grünen Spargel

Ihre Zubereitung

1. Backofen auf 160 Grad (Ober- /Unterhitze) vorheizen.
2. Lamm abwaschen, trockentupfen, mit Salz und Pfeffer aus der Mühle kräftig würzen und einige Zeit ruhen lassen.
3. Butter, Semmelbrösel, Eigelb, Kräuter der Provence und Senf in den Mixtopf geben und 5 Sekunden Stufe 6 miteinander vermixen.
4. Lamm in einem Bräter kräftig von allen Seiten anbraten und anschließend auf den Grillrost in den Backofen schieben.

5th Unter den Grillrost ein Backblech mit Wasser geben, um das Fett aufzufangen, evtl. Wasser nachgießen.

6. Etwa 10 Minuten vor Ende der Garzeit die Semmelbrösel-Mischung auf dem Lamm verteilen und weiter backen lassen.

7th Grillzeit insgesamt ca. 30 Minuten.

8. Spargel schälen, die unteren Enden abschneiden und in mildes Essigwasser legen.
9. Mixtopf mit Wasser füllen, Salz, Zucker und einen Spritzer Essig dazugeben, den Spargel hineinlegen und ca. 8 Minuten 100 Grad Varoma Stufe 1 blanchieren.
10. Herausnehmen und gut abtropfen lassen.
11. Granatapfel waschen, in Achtel schneiden und beiseite legen.

12th Lamm auf einer Platte anrichten, Spargel daneben anrichten, mit Granatapfel garnieren und servieren. Guten Appetit!

Nährwerte pro Portion:

475 kcal | 6 KH | 33 g F | 48 EW

Gemüse Boote

Für 6 Portionen benötigen Sie:

90 g Ricotta

80 g Basilikum

2 El. Parmesankäse

½ Limette

Salz

bunter Pfeffer aus der Mühle

½ bio Möhre

3 bio Zuccini

etwas Muskatnuss

etwas Koriander

1 Knoblauchzehe

Ihre Zubereitung

1. Die bio Zucchini längs halbieren. Mittels eines Teelöffels die Kerne herauslöffeln.
2. Basilikum waschen und trocken schleudern.
3. Die bio Möhre schälen und in den Mixtopf geben.
4. Limette auspressen, Saft beiseite stellen.
5. Basilikum und Knoblauch mit dem Ricotta zur bio Möhre in den Mixtopf geben und alles zusammen 6 Sekunden Stufe 6 fein zerkleinern.
6. Anschließend die Mischung mit den Gewürzen kräftig abschmecken und umfüllen.

7th Backofen auf 180 Grad vorheizen.

8. Parmesankäse 8 Sekunden Stufe 8 im Mixtopf sehr fein reiben.
9. Die vorbereiteten Zucchinihälften mit der Mischung füllen und mit geriebenem Parmesankäse bestreuen.
10. In den vorgeheizten Backofen schieben und 35 Minuten bei 180 Grad backen.

11thAuf Tellern anrichten und servieren. Guten Appetit!

Nährwerte pro Portion:

51 kcal | 1 KH| 6 F | 5 EW

Gemüse Burger

Für 1 Portion benötigen Sie:

¼ reife Aubergine

¼ reife Zucchini

2 Scheiben Vollkorn Reiswaffel

Sel de Fleur

Pfeffer

Koriander

Ihre Zubereitung

1. Die Aubergine schälen, halbieren und den Kern entfernen.
2. Zucchini gut abwaschen, halbieren und mit einem Teelöffel die Kerne herausschaben.
3. Im Mixtopf die Aubergine und Zucchini 15 Sekunden Stufe 6 zerkleinern.
4. Mit Sel de Fleur, einem Hauch Koriander und Pfeffer abschmecken.

5th Eine Vollkorn Reiswaffel mit der Masse bestreichen, die zweite Vollkorn Reiswaffel auflegen und servieren. Guten Appetit!

Nährwerte pro Portion:

99 kcal | 13 KH| 5 F | 2 EW

Gemüse von Rübenmix

Für 4 Portionen benötigen Sie:

1 kg Steckrübe (1 kleine)

2 mittelgroße Pastinaken

1 Süßkartoffel, mittelgroß

2 El. frischer Rosmarin

2 El. Distelöl

1 Knoblauchzehe

125 g frischer Rosenkohl

1 mittelgroße Speiserübe

weißer Pfeffer aus der Mühle

Salz

etwas Wasser

Ihre Zubereitung

1. Rosenkohl putzen, waschen und in den Mixtopf geben.
2. Steckrübe, Pastinake, Süßkartoffel und Speiserübe schälen, entsprechnd putzen und vierteln.
3. Zum Rosenkohl in den Mixtopf geben und 10 Sekunden Stufe 6 grob zerkleinern.
4. Das Gemüse immer schubweise zerkleinern, evtl. mit dem Spatel nach unten schieben.
5. Distelöl in den Varoma gießen, Gemüse und Süßkartoffel dazu geben, 1 Minute Varoma Stufe 1 rösten.
6. Etwas Wasser in den Mixtopf geben, Varoma aufsetzen und das Gemüse 20 Minuten 100 Grad Varoma Stufe 1 garen.
7. Anschließend mit den Gewürzen abschmecken und nochmals 1 Minute Varoma Stufe 1 garen.

8th Auf Tellern anrichten mit Petersilie bestreuen und servieren. Guten Appetit!

Nährwerte pro Portion:

78 kcal | 13 KH| 3 F | 1 EW

Gemüsequinoa

Zutaten für 2 Portionen:

- 1 Zwiebel

- 1 Knoblauchzehe
- 5 ml Öl
- 200 g Quinoa
- 500 ml Wasser
- 1 TL Suppengrundstock, oder ½ Suppenwürfel
- 1 EL Tomatenmark
- Salz und Pfeffer
- 500 g Gemüse nach Geschmack, z.B Zucchini, Frühlingszwiebeln, Broccoli

Zubereitung:

1. Zunächst werden Zwiebel und Knoblauch im geschlossenen Mixtopf für 5 Sekunden auf Stufe 5 bis 6 zerkleinert. Nehmen Sie hier den Spatel zu Hilfe, um alles nach unten zu schieben.
2. Dann geben Sie das Öl hinzu und dünsten Zwiebel und Knoblauch für 2 Minuten auf der Stufe 2 des Varoma an.

3. In der Zwischenzeit können Sie das Quinoa mit heißem Wasser waschen, so dass die enthaltenen Bitterstoffe entfernt werden. Dann lassen Sie das Quinoa gut abtropfen, bevor Sie es mit in den geschlossenen Mixtopf geben.
4. Anschließend füllen Sie noch Wasser, Suppengrundstock sowie Tomatenmark und nach Bedarf Salz und Pfeffer hinzu und lassen das Ganze für 20 Minuten bei 100° C auf Stufe 1 des Küchenwunder garen.
5. Nach Ende der Garzeit lassen Sie das Quinoa für weitere 15 Minuten im geschlossenen Mixtopf quellen.
6. Währenddessen schneiden Sie das Gemüse klein und braten es in ein wenig Öl kurz an.
7. Geben Sie das bissfeste Gemüse mit in den geschlossenen Mixtopf und verrühren Sie alles miteinander, indem Sie für kurze Zeit den Linkslauf der Stufe 1 einstellen.

Geschälter Knoblauch für das Küchenwunder

Portionen: nach Bedarf

Zubereitungszeit: 5 Sekundenunden

Schwierigkeitsgrad: leicht

ZUTATEN

4-5 Knoblauchknollen

1,5 Liter Leitungswasser

Kaltes Wasser

ZUBEREITUNG

Brechen Sie die Knoblauchknollen auf und trennen jede der Knoblauchzehen einzeln ab.

Schneiden Sie alle harten Enden mit Hilfe eines scharfen Messers ab.

Legen Sie alle Zehen in die TM Schüssel und geben Wasser dazu.

Dann drehen Sie sie 3 Sekunden / rückwärts / Geschwindigkeit 4.

Alle Zehen sind nun geschält.

Gießen Sie vorsichtig kaltes Wasser dazu, sodass die Schalen an die Oberfläche schwimmen.

Gießen Sie die Knoblauchzehen ab; werfen Sie die Schalen weg und verwenden die Zehen nach Bedarf

Getreidefreie Lasagne

3 Portionen

Zubereitungszeit: 50 Minuten

Schwierigkeitsgrad: leicht

ZUTATEN

Für die Lasagne Blätter

- 2 Eier
- 62,5 g Frischkäse
- 7,5 g Flohsamen

Für die Käsesoße

- 125 g Hüttenkäse
- 50 g Cheddar-Käse

Für die Bolognese

- Fleisch- oder Gemüse-Soße nach Wahl

ZUBEREITUNG

Die Lasagne-Blätter

Erstens, den Backofen auf 150°C vorheizen und ein Backblech mit Backpapier auskleiden.

Schlagen Sie die Eier in der TM-Schüssel für 90 Sekunden / Geschwindigkeit 4.

Fügen Sie den Käse und die Samen hinzu und mischen es für 20 Sekunden / Geschwindigkeit 4.

Nachdem Sie den Inhalt an den Seiten nach unten geschabt haben, verquirlen Sie alles nochmals 10 Sekundenunden lang, bis die Mischung eine gut kombinierte und geschmeidige Konsistenz hat.

Geben Sie den Teig auf das Blech und legen ein zweites Blatt Backpapier darauf.

Glätten Sie die Mischung mit einem Nudelholz gleichmäßig.

Backen Sie sie im Ofen für 10 Minuten.

Aus dem Ofen nehmen und etwas abkühlen lassen.

Entfernen Sie die obere Lage Backpapier vorsichtig und schneiden Sie die Lasagneblätter in die gewünschten Scheiben und stellen sie beiseite.

Die Lasagne zusammen stellen

Erhöhen Sie die Ofentemperatur auf 200°C.

Geben Sie die Hälfte der Bolognese in eine ofenfeste Form.

Dann schichten Sie die Hälfte der Lasagne-Blätter darauf.

Auf die Blätter geben Sie die Hälfte des Hüttenkäses und des geriebenen Käses.

Schichten Sie noch einmal die restliche Bolognese, Lasagne-Blätter und den Käse, wie vorher.

Backen Sie das ganze im Ofen für 20 Minuten oder bis der Käse oben geschmolzen und goldbraun ist.

Glutenfreie Cracker

Für 17 Stück

Zubereitungszeit: 15 Minuten

Schwierigkeitsgrad: leicht

ZUTATEN

- 70 g Leinsamen
- 30 g Sesam
- 1 Ei
- ½ Tasse Parmesan
- ¼ Teelöffel Rosmarin
- Meersalz zum Garnieren

ZUBEREITUNG

Zunächst müssen Sie den Backofen auf 180 ° C vorheizen und ein Backblech fetten oder mit Backpapier auslegen.

Mahlen Sie die Leinsamen in dem TM-Messbecker für 10 Sekundenunden / Geschwindigkeit 10 und stellen Sie es beiseite.

Als nächstes reiben Sie den Parmesan für 5 Sekundenunden / Geschwindigkeit 10.

Fügen Sie in die gemahlenen Leinsamen, Sesam, Rosmarin und Ei dazu und mischen Sie alles für 20 Sekundenunden / rückwärts / Geschwindigkeit 2.

Schaben Sie den Inhalt des Messbechers an den Seiten nach unten, dann mischen Sie ihn noch einmal für 20 Sekundenunden / rückwärts / Geschwindigkeit 2.

Löffeln Sie die Mischung auf das Backblech und drücken Sie diese in einer dünnen Schicht fest an.

Mit einem Backmesser in Quadrate schneiden und mit Meersalz besprenkeln.

Im Ofen für 10 Minuten backen, dann die Quadrate einmal umdrehen, noch einmal mit Salz bestreuen und noch einmal 5 Minuten backen lassen.

Schalten Sie den Backofen aus und lassen Sie die Cracker im Ofen abkühlen, so dass sie knuspriger werden.

Servieren Sie die Cracker, wenn sie vollständig abgekühlt sind.

Glutenfreies Leinsamen-Brot

Ergibt 2 Brote

Zubereitungszeit: 1 Stunde 20 Minuten

Schwierigkeitsgrad: leicht

ZUTATEN

- 200 g Mandeln
- 520 g Leinsamen, golden
- 6 EL Flohsamen
- 40 g Backpulver
- 2 TL Meersalz
- 600 g griechischer Joghurt
- 10 Eier
- Sesam oder Mohn zum Garnieren

ZUBEREITUNG

Heizen Sie den Backofen auf 160°C vor und fetten sie zwei Backformen von 20cm Durchmesser ein (oder legen sie mit Backpapier aus).

Zunächst mahlen Sie die Mandeln und Leinsamen für 10 Sekunden / Geschwindigkeit 10 zu einem feinen Pulver.

Dann fügen Sie die restlichen trockenen Zutaten hinzu, mischen für 10 Sekunden / Geschwindigkeit 4 und stellen die Mischung beseite.

Die Eier mit dem Joghurt in die Schüssel geben und für 30 Sekunden / Geschwindigkeit 4 mischen.

Fügen Sie die gemischten trockenen Zutaten hinzu und mischen alles für 1 min / Geschwindigkeit 4.

Den Teig in zwei Hälften teilen und in je eine Backform füllen.

Streuen Sie die Sesamen oder den Mohn auf den Teig, bedecken ihn mit einem feuchten Tuch und lassen ihn für 5 Minuten ruhen.

Backen Sie das Brot im Ofen 70 Minuten lang oder bis die Oberfläche hell-gold aussieht.

Green Eggs

Für 2 Portionen benötigen Sie:

1 rote Paprika

2 Eier

1 rote Paprika

30 g Cheddar (alternativ Gouda)

250 g Mangold

1 rote Zwiebel

4 Eßl. fettarme Milch

etwas Jodsalz

frische Thymian

schwarzer Pfeffer aus der Mühle

Ihre Zubereitung:

1. Zwiebel schälen und die kleinen Wurzeln entfernen. Paprika waschen, halbieren und die inneren weißen Häutchen entfernen, die Kerne entfernen
2. Mangold gründlich waschen, abtropfen lassen, oder in einer Salatschleuder trocken schleudern.
3. Zwiebel, Paprika und Mangold in den Mixtopf geben und 5 Sekunden auf Stufe 8 zerkleinern.
4. Nun Eier, Milch, Salz, schwarzer Pfeffer aus der Mühle und die Thymianblättchen hinzufügen und mit Stufe 4 für 8 Sekunden verrühren.

5th Anschließend 12 Minuten auf 90 Grad Stufe 2 garen. Guten Appetit!

Nährwerte pro Portion:

200 kcal | 10 g KH | 12 g F | 12 g EW

Gremolata Hähnchen

Für 2 Portionen benötigen Sie:

2 Hähnchenbrust Filet

Sel de Fleur

3 El. Rapsöl

Salz

Bunter Pfeffer aus der Mühle

Für die Gremolata Mischung:

1 El.glatte Petersilie

1 Tl. Zitronenzesten

1 Tl. Zitronensaft (frisch gepresst)

1 Knoblauchzehe

½ Peperoncini

1 El. Kapern

Ihre Zubereitung

1. Hähnchenbrust Filet waschen, evtl. Häutchen entfernen und gut trockentupfen.
2. Für die Gremolata Mischung Petersilie waschen, trockentupfen und in den Mixtopf geben.
3. Knoblauchzehe schälen und mit der Knoblauchpresse ebenfalls in den Mixtopf drücken.
4. Peroncini waschen, Kerne und evtl. Häutchen entfernen in den Mixtopf dazugeben.
5. Alles zusammen 4 Minuten Stufe 8 vermixen.
6. Nun die Hähnchenbrustfilets auf der Oberseite 4-5 mal quer ca. 1 cm tief einschneiden, Gremolata hineinfüllen.
7. Das Fleisch von außen mit Salz und Pfeffer würzen.
8. Etwas Distelöl in einer beschichteten Pfanne erhitzen, die Hähnchenbrustfilets von beiden Seiten scharf anbraten und danach noch 15 Minuten im Varoma Stufe 1 fertiggaren.

9th Auf Tellern anrichten, etwas Bratsud darüber träufeln und servieren. Guten Appetit!

Nährwerte pro Portion:

293 kcal | 1 KH | 16 F | 35 EW

Grüne Bohnen mit braunem Häubchen

Für 6 Portionen benötigen Sie:

800 g grüne Bohnen

50 g braune Champignon (Scheiben)

20 g Olivenöl

5 g italienische Gewürzmischung

30 g Gemüsezwiebel

weißer Pfeffer aus der Mühle

Salz

etwas Wasser

Bohnenkraut

Ihre Zubereitung

1. Grüne Bohnen putzen, oder TK Bohnen kurz in einem Sieb antauen lassen.
2. Champignon putzen und kurz unter fließendem kaltem Wasser abwaschen, trockentupfen.

3rd Champignon in Scheiben schneiden.

4. Gemüsezwiebel putzen und 30 g Würfel davon abschneiden.
5. Den Mixtopf mit Wasser füllen, grüne Bohnen in den Varoma geben (auch in den Einlegeboden) und 20 Minuten Varoma Stufe 1 garen.
6. Mit Bohnenkraut, Salz und weißem Pfeffer aus der Mühle würzen und weitere 10 Minuten Varoma Stufe 1 garen.

7th Nach Geschmack nochmals abschmecken.

8. Mixtopf leeren, Olivenöl einfüllen, die Champignonscheiben und Zwiebelwürfel 1 Minute Varoma Stufe 1 anrösten, umfüllen und warm stellen.

1st Auf vorgewärmten Tellern grüne Bohnen verteilen ein Pilzhäubchen darüber geben und servieren. Guten Appetit!

Nährwerte pro Portion:

38 kcal | 6 KH| 1 F | 2 EW

Grüner Lachs

Für 2 Portionen benötigen Sie:

300 g Blattspinat

2 Lachsfilet

1 ½ Schalotten

1 El. Olivenöl

Salz

Pfeffer aus der Mühle

½ bio Zitrone (Saft davon)

½ Tl. Unbehandelte bio Zitronenschale

1 Knoblauchzehe

frisch geriebene Muskatnuss

1 Eigelb

75 g Magermilchjoghurt

125 ml Fischfond

Ihre Zubereitung

1. Frisches Lachsfilet waschen, trockentupfen und mit 2 El. Zitronensaft beträufeln. Beiseite stellen. Alternativ: Gefrorenes Lachsfilet waschen, in einem Sieb auftauen lassen, trockentupfen und wie oben beschrieben verfahren.
2. Schalotten schälen und im Mixtopf 2 Sekunden Stufe 4 grob zerkleinern.
3. Varoma Einlegeboden mit Backpapier auskleiden, die Dampfschlitze frei lassen.
4. Schalotten hineingeben, Lachsfilet darauflegen, mit Salz und Pfeffer würzen.
5. Blattspinat gründlich waschen, Olivenöl in den Mixtopf geben, tropfnassen Blattspinat und gepressten Knoblauch dazugeben.
6. Einlegeboden aufsetzen und alles zusammen 20-25 Minuten Varoma Stufe 1 garen lassen.
7. Blattspinat und Lachsfilet mit Schalotten im 80 Grad vorgeheizten Backofen warmhalten.
8. Für die Sauce Magermilchjoghurt, Eigelb, 1 Tl. Zitronensaft, Salz, Pfeffer aus der Mühle und Zitronenschale in den Mixtopf geben und verschließen.
9. Alles zusammen 4 Minuten auf 100 Grad kochen. Anschließend den Fischfond einfliessen lassen und nochmals 1 Minute auf 100 Grad weiterkochen.

10th Lachsfilet und Schalotten auf vorgewärmte Teller geben, mit Blattspinat bedecken, mit Joghurtschaum dekorieren und servieren. Guten Appetit!

Nährwerte pro Portion:

177 kcal | 10 g KH | 10 g F | 14 g EW

Grüner Sommer Dip

Für 1 Portion benötigen Sie:

100 g Creme fraiche

25 g Schnittlauch

1 Tl. Meerrettich

1 Tl. mittelscharfen Senf

½ Knoblauchzehe

Salz

schwarzer Pfeffer aus der Mühle

weißer Pfeffer aus der Mühle

Petersilie und Schnittlauch-Röllchen zum Garnieren

Ihre Zubereitung

1. Schnittlauch und Peters unter kaltem Wasser gut abbrausen und in einem Sieb abtropfen lassen.
2. Knoblauchzehe schälen und mithilfe der Knoblauchpresse in den Mixtopf geben.
3. Creme fraiche dazugeben und 6 Sekunden Stufe 6 miteinander vermischen.
4. Meerrettich zugeben, mit Salz, beiden Pfeffersorten aus der Mühle würzen.

5th Senf dazugeben und alles zusammen 10 Sekunden Stufe 6 miteinander vermischen. Nach Belieben mit den Gewürzen nochmals abschmecken und umfüllen.

6th Nach Bedarf mit ein wenig frischer Petersilie garnieren und servieren. Guten Appetit!

Nährwerte pro 100 g Aufstrich:

277 kcal | 5 KH | 25 g F | 6 EW

Grüner Spargel mit Spiegelei

Für 2 Portionen benötigen Sie:

2 Hühnereier

200 g grüner Spargel

2 Tl. Butter

1 Schälchen frische Kresse

Frisch gemahlene Muskatnuss

Sel de Fleur

bunter Pfeffer aus der Mühle

etwas Wasser

Ihre Zubereitung

1. Spargel kurz unter kaltem Wasser abwaschen, Die unteren Enden Spargelstangen großzügig abschneiden, nach Belieben Spargel schälen. Den Spargel zu zwei gleichgroßen Päckchen zusammenbinden, beiseitelegen. Frischer grüner Spargel lässt sich sehr gut mit Schale verzehren.
2. Kresse unter fließendem kaltem Wasser abbrausen, in einem Sieb abtropfen lassen.

3rd 1 Liter Wasser in den Varoma geben, Spargel hinein legen, auf den Mixtopf setzen und ca. 10-12 Minuten im Varoma Linkslauf Sanftrührstufe garen. Anschließend warm stelleln.

4. Den Varoma-Einlegeboden mit Backpapier so auslegen, dass die Dampfschlitze frei bleiben. Die Hühnereier einzeln vorsichtig über einer Tasse aufschlagen und jedes Ei langsam in den vorbereiteten Varoma gleiten lassen. Mit Sel de Fleur und buntem Pfeffer aus der Mühle rundherum würzen, dabei kein Sel de Fleur auf das Eigelb geben, da sonst weiße Flecken entstehen.
5. 500 g Wasser in den Mixtopf geben, Einlegeboden mit den aufgeschlagenen Eiern aufsetzen und 12-13 Minuten auf Stufe 1 garen. Wer mag kann auch 2 Förmchen in den Einlegeboden setzen und die Eier in das Förmchen gleiten lassen.

6th Auf Tellern anrichten mit Petersilie bestreuen und servieren. Guten Appetit!

Nährwerte pro Portion:

151 kcal | 2 KH| 12 F | 2 EW

Guacamole für das Küchenwunder

Für 1 Glas

Zubereitungszeit: 40 Sekundenunden

Schwierigkeitsgrad: leicht

ZUTATEN

- 4 Avocados, reif, geschält und entsteint
- 2 Chilischoten
- 10 g Koriander
- 140 g rote Zwiebel
- 20 ml Limettensaft
- 2 Eiertomaten, geschält und entkernt
- 80 ml Olivenöl, kaltgepresst
- Salz und Pfeffer nach Geschmack

ZUBEREITUNG

Zerkleinern Sie Chili und Koriander in der TM-Schüssel für 20 Sekunden / Geschwindigkeit 9.

Dann fügen Sie die Zwiebeln hinzu und hacken alles für 10 Sekunden / Geschwindigkeit 5 oder bis alles fein gehackt ist.

Nun fügen Sie die restlichen Zutaten hinzu und mischen sie für 5 Sekunden / Speed 4, bis die Tomaten gehackt sind.

Mit Salz und Pfeffer abschmecken.

Servieren

Hähnchen Spinat

3 Portionen

Zubereitungszeit: 19 Minuten

Schwierigkeitsgrad: leicht

Zutaten:

- 280 g Hähnchenschenkel
- 1 Knoblauchzehe

- ½ Zwiebel
- 60 g frische Baby-Spinat
- ¼ TL gemahlener Ingwer
- ½ TL Paprikapulver
- ½ TL Kurkuma Pulver
- ½ TL gemahlener Kümmel
- ½ TL Piment Pulver
- 1 TL Korianderpulver
- 110 g Hühnerbrühe
- 1 EL Olivenöl extra vergine

ZUBEREITUNG:

Hacken Sie die Zwiebel und Knoblauch in der TM-Schüssel für 7 s auf Geschwindigkeit 8 und kratzen die Seiten der Schüssel mit einem Spatel.

Gießen Sie alles in das Öl, fügen Sie die Gewürze dazu und kochen dieses für 3 min / Rückwärts / Varoma / mit Geschwindigkeit 2.

Hacken Sie nun das Huhn und legen Sie es in das Varoma Fach.

Gießen den Spinat in die TM-Schüssel, legen Sie das Varoma-Tablett mit dem Huhn dazu und kochen dies für 10 min / Rückwärts / Varoma / auf der Geschwindigkeitsstufe 1.

Lassen Sie es in der TM-Schüssel für mindestens 3 Minuten abkühlen.

Dann entfernen Sie das Varoma-Tablett und pürieren die Soße für 10 s / MC / mit Geschwindigkeit 10.

HaPiCha

Für 2 Portionen benötigen Sie:

125 g braune Champignon

180 g Rinderhackfleisch

125 g Fetakäse

½ rote Paprikaschote

½ rote Zwiebel

½ Knoblauchzehe

Thymian

Oregano

Salz

bunter Pfeffer aus der Mühle

Ihre Zubereitung

1stBraune Champignons waschen und den Stielansatz abschneiden. Paprika dritteln, die innere weiße Haut und die Kerne entfernen, waschen. Zwiebeln schälen, die Wurzelfäden entfernen und halbieren.
2. Paprika, Zwiebelhälften und Champignons und Fetakäse in den Mixtopf geben und je nach Größe ca. 2 Sekunden auf Stufe 5 zerkleinern, beiseite stellen.
3. Rinderhack in den Mixtopf geben und 4 Minuten bei 120 Grad anbraten.
4. Die beiseite gestellten Paprika, Zwiebel, Champignons dazugeben, mit Thymian, Oregano, Salz und buntem Pfeffer aus der Mühle würzen.
5. Das Ganze ca 15 Minuten auf Stufe 1 garen, den Feta dazugeben und nochmals ca. 1 Minute garen lassen.

Nährwerte pro Portion:

363 kcal | 7 g KH |24 g F | 29 g EW

Hühnchen-Curry

4 Portionen

Zubereitungszeit: 40 Minuten

Schwierigkeitsgrad: leicht

ZUTATEN

- 2 rote Zwiebeln
- 6 EL Olivenöl
- 4 Hähnchenbrüste (ohne Haut)
- 4 EL Currypulver
- 2 Dosen fettarme Kokosmilch
- 4 Spinat Nester
- ½ Zitrone

ZUBEREITUNG

Hacken Sie die Zwiebel in der TM-Schüssel für 4 Sekunden / Geschwindigkeit 7.

Geben Sie Öl dazu und braten Sie die Zwiebeln für 3 min / Varoma / Geschwindigkeit 1.

Als nächstes fügen Sie das Currypulver und ½ Tasse Wasser hinzu und kochen es für 2 min / Varoma.

Schneiden Sie das Huhn in Streifen und legen es mit der vorbereiteten Soße in eine Pfanne.

Decken Sie sie ab und kochen das Ganze für 5 Minuten; fügen Sie dann die Kokosmilch hinzu. Simmern Sie das Hühnchen nochmals für 20-25 Minuten, bis es durchgekocht ist.

Fügen Sie den Spinat und Zitronensaft hinzu und kochen es auf kleiner Flamme für 5 Minuten.

Das Hähnchencurry kann serviert werden.

Indisch Curry

Für 2 Portionen benötigen Sie:

1 kleine rote Paprika

3 Frühlingszwiebel

1 Knoblauchzehe

600 g Zucchini

40 g Seelachsfilet

1 Stk. Frischen Ingwer

1 Tl. Currypaste mild

1 Tl. Rapsöl

3 Tl. Limettensaft

180 ml Gemüsefond

Meersalz

Petersilie

1 Pr. Koriander

Bunter Pfeffer aus der Mühle

Ihre Zubereitung

1. Seelachsfilet gut abwaschen und trockentupfen. Evtl. noch vorhandene Gräten entfernen.
2. Von der Zucchini jede 2. Reihe schälen, die Enden großzügig abschneiden, der Länge nach halbieren und die Kerne mithilfe eines Teelöffels herausschaben.
3. Paprika halbieren, Kerne und weiße Häutchen entfernen, gut abwaschen und trockentupfen.
4. Frühlingszwiebel putzen, abwaschen und trockentupfen.
5. Knoblauchzehe schälen, durch die Knoblauchpresse drücken und mit dem vorbereiteten Gemüse zusammen in den Mixtopf geben.
6. Alles miteinander 8 Sekunden Stufe 6 zerkleinern.
7. Nun Rapsöl zugeben und 3 Minuten Varoma Stufe 1 dünsten.
8. Anschließend Gemüsefond, Currypaste und die Gewürze zugeben und weitere 10 Minuten Varoma Stufe 1 garen.
9. Das vorbereitete Seelachsfilet auf das Gemüse geben und nochmals 4 Minuten Varoma Stufe 1 fertiggaren.

10th Fischfilet auf Tellern anrichten, das Gemüse im Kreis darum herum legen, mit Petersilie garnieren und servieren. Guten Appetit!

Nährwerte pro Portion:

300 kcal | 11 KH| 8 F | 42 EW

Kalte Gurkensuppe

Zutaten für 4 Portionen:

- 500 g Salatgurken
- 1 kleine Zwiebel
- 1 ½ TL Salz
- 150 g saure Sahne
- 1 gestr. TL Pfeffer
- 0,2 l sehr kaltes Wasser

Zubereitung:

1. Geben Sie zuerst die halbierte und geschälte Zwiebel in den geschlossenen Mixtopf, wo Sie sie für 3 Sekunden auf Stufe 5 zerkleinern.
2. Dann fügen Sie die in grobe Stücke geschnittenen Salatgurken gemeinsam mit dem Salz hinzu und zerkleinern alles noch einmal für 5 Sekunden auf Stufe 6.
3. Danach geben Sie die saure Sahne sowie den Pfeffer und das sehr kalte Wasser hinzu. Bei Bedarf können Sie an dieser Stelle auch noch einen Spritzer Zitrone beifügen. Nun vermengen Sie alle Zutaten für 20 Sekunden auf Stufe 6.
4. Abschließend würzen Sie die Gurkensuppe eventuell noch einmal nach, bevor Sie sie servieren.

Karibische Kürbissuppe mit Garnelenspießen

Für 4 Portionen benötigen Sie:

<u>Für die Kürbissuppe</u>

600 ml Gemüsefond

200 ml Kokosmilch

400 g vorbereitetes Hokkaido Kürbisfleisch

2 Schalotten

1 Eßl. Olivenöl

frisch gemahlene Muskatnuss

<u>Für die Garnelenspieße</u>

1 Eßl. Olivenöl

20 Garnelen (ohne Kopf und Darm)

Saft einer ½ Zitrone

2 Knoblauchzehen

1 Teel. Curry

Salz

gemahlener Pfeffer aus der Mühle

4 Holzspieße

Ihre Zubereitung:

1. Frische Garnelen aus der Schale lösen, gründlich waschen, Darm und Kopf entfernen und in einem Sieb abtropfen lassen. Es geht auch mit gefrorenen Garnelen, diese dann in einem Sieb ebenfalls abtropfen, bzw. antauen lassen.
2. Knoblauch schälen, pressen und in den Mixtopf geben.
3. Olivenöl, Curry, Zitronensaft, Pfeffer aus der Mühle und Salz dazugeben und 2 Minuten auf Stufe 3 gut vermengen.
4. In eine Schüssel geben und die vorbereiteten Garnelen darin marinieren.

5th Schalotten schälen und mit dem Kürbisfleisch in den Mixtopf geben. Alles zusammen 3 Sekunden auf Stufe 5 zerkleinern.

6. Olivenöl dazugeben und 2 Minuten auf 100 Grad Stufe 1 dünsten.
7. Nun die Gemüsebrühe dazugießen und weitere 15 Minuten auf 100 Grad Stufe 1 garen lassen.
8. Die Kokosmilch zufügen und weitere 20 Sekunden auf Stufe 6 fertig garen lassen.
9. Zum Schluß mit Zitronensaft Salz, Pfeffer aus der Mühle und Muskat abschmecken.
10. Die Holzspieße obenauf legen und 3 Minuten bei 100 Grad Stufe 1 garen lassen.

11th Auf Tellern verteilen, je 1 Garnelenspieß darüberlegen und servieren. Guten Appetit!

Nährwerte pro Portion:

69 kcal | 2 g KH | 6 g F | 2 g EW

Käse-Kräuter Creme

Zutaten für 4 Portionen:

- 1 Knoblauchzehe
- 1 Frühlingszwiebel
- ½ Bund Petersilie
- 200g Schafskäse
- 200g Kräuterfrischkäse
- Salz und Pfeffer zum Abschmecken

Zubereitung:

1. Schneiden Sie den Knoblauch, die Frühlingszwiebel und die Petersilie in kleine Stücke. Die Petersilie lassen Sie erst noch an der Seite liegen (wird später verwendet).

2. Geben Sie den klein geschnittenen Knoblauch, die Frühlingszwiebel und den in Stücke geschnittenen Fetakäse in den Küchenwunderer. Lassen Sie diesen 5 Sekunden auf Stufe 2 laufen.

3. Nun geben Sie den Frischkäse hinzu und lassen die Käse-Kräuter Creme noch mal für 10 Sekunden auf Stufe 3 laufen, damit alles gut vermischt wird.

4. Als letztes schmecken Sie die Creme noch mit Salz und Pfeffer ab, füllen sie in eine schöne Schüssel um und verzieren das Ganze mit der klein geschnittenen Petersilie.

Kernige Müsli Riegel (Low Carb)

Für 10 Riegel benötigen Sie:

90 g Sonnenblumenkerne

10 g Kürbiskerne

200 g Kokosraspel

50 g Walnusskerne

30 g Mandeln

20 g Maccadamianusskerne

4 Eiweiß

Ihre Zubereitung

1. Sonnenblumenkerne, Kürbiskerne, Walnusskerne und Maccadamianusskerne in einer trockenen beschichteten Pfanne kurz rösten.
2. Auf ein Geschirrtuch schütten und die Haut abrubbeln.
3rd Backofen auf 13 Grad vorheizen.
4. In den Mixtopf geben und 12 Sekunden Stufe 8 gut zerkleinern.
5. Die Kokosraspel einwiegen, Eiweiß dazugeben und 15 Sekunden Stufe 8 gut vermengen.
6th Backblech mit Backpapier belegen, Masse darauf geben und glatt streichen. In den Backofen geben, mittlere Schiene 60 Minuten goldbraun backen.
7th Auf einem Gitter abkühlen lassen. Guten Appetit!

Nährwerte pro Riegel:

748 kcal | 11 KH| 67 F | 22 EW

Kibbeh (Libanesischer Hackfleisch-Kuchen) für das Küchenwunder

20 Stück

Zubereitungszeit: 50 Minuten

Schwierigkeitsgrad: leicht

ZUTATEN

- 250 g Lammhackfleisch
- ½ Zwiebel
- ½ TL libanesisches Gewürz
- ½ TL Zimt
- ½ TL Salz
- Prise Pfeffer
- Olivenöl, zum Besprenkeln

ZUBEREITUNG

Den Backofen auf 170°C vorheizen und ein 21cm x 10cm großes Backblech leicht einfetten.

Die Zwiebel in der TM-Schüssel für 3 Sekunden / Geschwindigkeit 5 zerkleinern und an den Seiten nach unten schaben.

Dann fügen Sie die restlichen Zutaten hinzu und mischen alles für 20 Sekunden / Geschwindigkeit 6 bis es gut vermengt ist.

Verteilen Sie die Mischung gleichmäßig auf das eingefettete Backblech und schneiden Sie sie mit einem Messer in diagonalen Formen ein.

Leicht mit Olivenöl besprenkeln.

Im Ofen bei 170°C für 40 Minuten backen, oder bis es durch ist.

Kichererbsen und Chorizo Eintopf

2 Portionen

Zubereitungszeit: 30 Minuten

Schwierigkeitsgrad: leicht

ZUTATEN

- ½ braune Zwiebel, geschält
- 2 Knoblauchzehen, geschält
- 1 Chorizo-Wurst, in Scheiben geschnitten
- 10 ml Olivenöl
- 2 Stangen Staudensellerie, in dünne Scheiben geschnitten
- 1 rote Paprika, in dünne Scheiben geschnitten
- 400 g Dosen-Tomaten, in Würfel geschnitten
- 1 TL Sesampaste
- ½ EL Konzentrat für Brühe
- ½ EL Tomatenpaste
- Salz, nach Geschmack
- 200 g Dosen-Kichererbsen, abgetropft
- 25 g Baby-Spinat
- ½ Tasse glatte Petersilien-Blätter

ZUBEREITUNG

Hacken Sie Zwiebeln und Knoblauch in der TM-Schüssel für 5 Sekunden / Geschwindigkeit 5.

Fügen Sie Chorizo und Öl hinzu und braten beides für 8 min / 100°C / Geschwindigkeit 1.

Dann geben Sie Tomaten, Paprika, Sellerie, Tahina-Paste, Brühe, Tomatenmark und Salz dazu und kochen alles für 17 min / Varoma / rückwärts / MB/Deckel ab / Geschwindigkeit 1, mit dem Simmer-Korb darauf, um das Herausspritzen von Flüssigkeit zu verhindern.

Als nächstes fügen Sie Spinat, Kichererbsen und Petersilie hinzu und kochen das ganze für 3 min / Varoma / rückwärts / Geschwindigkeit 1 / MB/Deckel ab und mit Simmer-Korb oben drauf

Kleine Minutensteak mit heißen Aprikosen (Niedergarmethode)

Für 2 Portionen benötigen Sie:

3 kleine Kalbsrückensteak (ca. 40 g je Stk.)

½ El. Distelöl

1 rote Zwiebel

1 Tl. Kümmel

1 bio Zitrone

1 El körniger Senf

½ El. Scharfen Senf

Meersalz

bunter Pfeffer aus der Mühle

500 ml Weißwein

75 ml Gemüsefond

75 ml Sojasauce

2 Aprikosen

Ihre Zubereitung

1. Aprikosen waschen, halbieren und den Kern entfernen.
2. Kalbsrückensteak durch den Steaker geben oder mit dem Fleischklopfer etwas flach drücken.
3. Rote Zwiebel schälen, in den Mixtopf geben und 2 Sekunden Stufe 3 zerkleinern.
4. Steak in einen Gefrierbeutel geben, am besten vakuumieren , in das Einhängesieb legen und Wasser zugießen, bis das Fleisch mit Wasser bedeckt ist.
5. Nun 60 Minuten 50 Grad Varoma Stufe 1 garen.
6. Schalottenwürfel mit Gemüsefond und Weißwein in den Mixtopf geben, Sojasauce, Senf und Aprikosen dazugeben, mit Salz und Pfeffer aus der Mühle abschmecken und 40 Sekunden 100 Grad Varoma Linkslauf Stufe 1 garen.
7. In der Zwischenzeit die Steaks in einer beschichteten Pfanne scharf von beiden Seiten anbraten.

8th Sofort auf vorgewärmten Tellern anrichten, die Aprikosen darauflegen, etwas Sauce darüberträufeln, mit Schnittlauchröllchen garnieren und servieren. Guten Appetit!

Dazu passt Kartoffelschnee oder Naturreis

Nährwerte pro Portion:

413 kcal | 10 KH | 21 g F | 40 EW

Knoblauch-Pistazien-Pesto für das Küchenwunder

4-5 Portionen

Zubereitungszeit: 40 Sekundenunden

Schwierigkeitsgrad: leicht

ZUTATEN

- 40 g Bärlauch Blätter und Stengel
- 40 g Parmesan
- 15 g Pistazien (ungesalzen)
- 1 Knoblauchzehe
- 75 ml Olivenöl, kaltgepresst
- Salz, zum Abschmecken

ZUBEREITUNG

Alle Zutaten, abgesehen vom Öl und Salz, in die TM-Schüssel geben und für 20 Sekunden / Geschwindigkeit 7 mischen.

Schaben Sie die Seiten mit einem Spatel nach unten ab, dann mischen Sie das Öl und Salz dazu, für 20 Sekunden / Geschwindigkeit 7.

Für eine glattere Konsistenz mischen Sie das Ganze nochmals für 1 min / Geschwindigkeit 10.

Servierfertig!

Knusperbrot Low Carb

Für ca. 2 Portionen benötigen Sie:

1 Zwiebel

2 Tomaten

1 Knoblauchzehe

frischer Basilikum

etwas Olivenöl

Salz

bunter Pfeffer aus der Mühle

½ Knoblauchzehe zum Einreiben

Low Carb Brot

Ihre Zubereitung

1. Tomaten hälfteln, Zwiebel und Knoblauch schälen, in den Mixtopf geben und 3 Sekunden auf Stufe 5 zerkleinern.
2. Basilikum unter kaltem Wasser abwaschen, in kleine Stücke zerreissen und dem Tomaten-Zwiebel-Gemisch zugeben. Mit Salz und Pfeffer aus der Mühle abschmecken, einen Schuss Olivenöl zugeben und 1 Sekunde auf Stufe 5 vermischen.

3rd Brotscheiben toasten, heiß mit der halben Knoblauchzehe einreiben und die Tomaten-Zwiebel Mischung darauf verteilen. Wer mag mit Basilikumblättchen garnieren.

Nährwerte pro Scheibe:

118 kcal | 6 g KH | 10 g F | 1 g EW

Knuspriger Lachs an Gurken-Dill Sauce

Für 2 Portionen benötigen Sie:

400 g Lachsfilet (gerne TK Lachs)

2 Teel. Kapern

60 g Cornichons

1 Knoblauchzehe

1 El. Rapsöl

100 ml Schlagsahne

100 ml Gemüsebrühe

½ Teel. Mchl

Zucker

Salz

Pfeffer aus der Mühle

½ Teel. Dinkelmehl

Ihre Zubereitung

1. Lachsfilet antauen lassen und trockentupfen.
2. Cornichons in einem kleinen Sieb abtropfen lassen oder mit Küchenkrepp trockentupfen.
3. Kapern ebenfalls in einem kleinen Teesieb abtropfen lassen.
4. Knoblauch pressen, mit Cornichons, Kapern, Mehl in den Mixtopf geben, kurze 3 Sekunden Stufe 8 mixen.
5. Gemüsebrühe und Schlagsahne zugeben und weitere 2 Minuten 100 Grad Varoma Stufe 4 köcheln lassen.

6. In der Zwischenzeit das Öl in eine beschichtete Pfanne geben, Lachsfilet darin beidseitig scharf anbraten.
7th Die Sauce mit den Gewürzen abschmecken. Lachsfilet auf Tellern anrichten, die Sauce darüberträufeln, mit Dill garnieren und servieren. Guten Appetit!

Nährwerte pro Portion:

285 kcal | 10 KH | 7g F | 41 EW

Kohlrabi Pommes Frites

Für 2 Portionen benötigen Sie:

600 g Kohlrabi

2 Tl. Distelöl

Paprika edelsüss

500 ml Wasser

Salz

Ihre Zubereitung

1. Die Kohlrabi putzen und mithilfe des Küchenwunder TM5 zu Pommesgröße stifteln.
2nd Backofen auf 180 Grad vorheizen.
3. Kohlrabistifte in den Mixtopf geben, Distelöl, Salz und Paprikapulver zufügen und im Linkslauf Stufe 1 etwa 2 Minuten verrühren.
4. Ein Backblech mit Backpapier auslegen oder ein spezielles Pommesblech mit Backspray besprühen.
5. Die „Pommes" darauf verteilen und 35-40 Minuten in den Backofen geben.
6th Auf Tellern verteilen und servieren. Guten Appetit!

Nährwerte pro Portion:

81 kcal | 0,3 KH| 27 F | 51 EW

Kokos-Lamm-Curry

Für 4 Portionen benötigen Sie:

Zubereitungszeit: 3 Stunden 11 Minuten

Schwierigkeitsgrad: leicht

ZUTATEN

- 1 TL Koriandersamen
- 1 TL Kreuzkümmelsamen
- 1 TL Fenchelsamen
- 1 braune Zwiebel, geschält und halbiert
- 3 Knoblauchzehen, geschält
- ½ TL Kurkuma, gemahlen
- ½ TL Muskatnuss, gemahlen
- ½ TL Chiliflocken, oder nach Geschmack
- 10 g Kokosöl
- 200 ml Kokosmilch
- 35 g Konzentrat für Brühe
- 200 ml Wasser
- 1 kg Lammkeule
- Kokosraspeln / Korianderblätter / Frische Chilis / Limettensaft, zum Servieren

ZUBEREITUNG

Zunächst den Backofen auf 160°C vorheizen.

Die Samen in der TM-Schüssel rösten, für 10 min / Varoma / Geschwindigkeit 1 und dann mahlen, 10 Sekunden / Geschwindigkeit 10.

Hacken Sie Zwiebel, Knoblauch, Chili, Muskatnuss und Kurkuma für 6 Sekunden / Geschwindigkeit 5.

Schaben Sie den Inhalt an den Seiten nach unten, dann fügen Sie das Kokosöl hinzu und braten die Mixtur für 10 min / Varoma / Geschwindigkeit 1.

Mischen Sie die Kokosmilch, die Brühe und das Wasser dazu, 10 Sekunden / Geschwindigkeit 3.

Platzieren Sie das Lamm in einer großen Auflaufform und gießen die Kokosmischung darüber. Die Form mit einem Deckel fest verschließen und für 2 Stunden kochen.

Dann entfernen Sie den Deckel und kochen nochmals für 1 Stunde.

Servieren mit einer Prise Kokosraspeln, Koriander, frischen Chilis und einem Spritzer Limettensaft.

Kokosmehl und Flohsamen Fladenbrot

8 Stück

Zubereitungszeit: 15 Minuten

Schwierigkeitsgrad: leicht

ZUTATEN

- 4 EL Flohsamen
- 120 g Kokosmehl
- 80 g Kokosöl (oder Butter)
- 1 TL Salz (Himalaya oder Meersalz)
- 2 TL Backpulver
- 500 ml kochendes Wasser
- Zum Würzen (optional): Salz, Pfeffer, Kräuter, Gewürze

ZUBEREITUNG

Alle Zutaten in die TM Schüssel geben und für 3 Minuten kneten.

Entfernen Sie den klebrigen Teig aus der Schüssel und legen Sie ihn auf ein Blatt Backpapier.

Den Teig in acht gleich große Stücke teilen und in Bälle formen.

Rollen Sie jede der Kugeln zwischen zwei Blättern Backpapier flach aus, so dass der Teig nicht am Nudelholz kleben bleibt. Jedes der Fladenbrote sollte etwa ½ cm dick sein.

Kochen Sie die flachen Brote in einer beschichteten Pfanne für ein paar Minuten oder bis sie von beiden Seiten goldbraun sind, und das Brot aufgegangen ist.

Königsberger Klopse mal anders

Für 2 Portionen benötigen Sie:

250 g Kalbshack

1 Zwiebel

½ Bund Petersilie

1 Ei

1 Zwiebel

½ El. Mittelscharfen Senf

650 ml Brühe

20 g Kapern

15 g Speisestärke

100 ml Sojacreme

4 Kapernäpfel

Salz

Pfeffer aus der Mühle

Ihre Zubereitung

1stAltbackenes Brötchen in den Mixtopf geben und zu Paniermehl zerkleinern. 15 Sekunden auf Stufe 5, beiseite stellen.
2. Zwiebeln im Mixtopf ebenfalls zerkleinern, 3 Sekunden Stufe 5.
3. Kapern in einem kleinen Siebchen abtropfen lassen.
4. Beiseite gestelltes Paniermehl, Kalbshack, Salz, Pfeffer, Ei und Zwiebeln dazugeben und 45 Sekunden im Linkslauf Stufe 4 gründlich vermengen.
5. Aus der Masse 4 Klopse formen.
6. Die Brühe in den Mixtopf gießen und den Gareinsatz einhängen.
7th Varoma mit den Klopsen befüllen und einhängen. Verschlossen alles zusammen 28 Minuten Varoma Linkslauf Stufe 1 garen. Anschliepend herausnehmen und beiseite stellen.
8. Von der Garflüssigkeit 300 ml abmessen und durch ein Sieb in den Mixtopf füllen. Speisestärke in wenig Wasser klümpchenfrei verrühren, in den Mixtopf geben.
9th Kapernäpfel, Kapern, Sojacreme und Klopse dazugeben, alles zusammen 5 Minuten 100 Grad Linkslauf Stufe 3 fertig garen. Guten Appetit!

Nährwerte pro Portion:

460 kcal | 17 KH | 24 g F | 42 EW

Korianderreis

Für 2 Portionen benötigen Sie:

Zubereitungszeit: 30 Minuten

Level: mittel

Zutaten:

- 1 Bund Korianderblätter
- 2 grüne Paprika
- 25 g kaltem Wasser

Für die Kokosmilch

- 75 g Kokosraspeln
- 155 g kaltes Wasser

Für das Temperieren

- 1 Stück Zimtstange, 3 cm Länge
- 2 Kardamomkapseln
- 1 Lorbeerblatt
- 1 TL Kümmel
- 1 EL Öl oder Butterschmalz (Ghee)
- ½ EL Pinienkernen

Für den Reis

- ½ Tasse Reis, gewaschen
- 200 g Hähnchenfilet, in Scheiben geschnitten
- 1 kleine Zucchini, gewürfelt
- 3 Brokkoliröschen, geschnitten
- Wasser
- Salz, nach Geschmack

ZUBEREITUNG:

Die Koriander-Paste

Hacken Sie die Paprikas und den Koriander in der TM-Schüssel für 3 s mit Geschwindigkeit 7 und kratzen die Masse an den Seiten mit einem Spatel ab.

Fügen Sie Wasser hinzu und mischen Sie für 3 s mit Geschwindigkeit 7, bis die Mischung in Ordnung ist und anschließend beiseite Seite stellen.

Die Kokosmilch

Mischen Sie die Kokosraspeln und das Wasser in der TM-Schüssel für 1 min mit Geschwindigkeit 9.

Auspressen durch ein Stofftuch, bis die gesamte Flüssigkeit extrahiert wird.

Verwenden Sie die Flüssigkeit als Kokosmilch oder bewahren Sie die übrig gebliebene Flüssigkeit auf um das Kokosnussmehl herzustellen.

Das Temperieren

Erhitzen Sie das Öl und Ghee in einer trockenen TM Schüssel für 3 min bei 120 °C / MC off / mit Geschwindigkeit

1.

Fügen Sie alle Gewürze und ein Lorbeerblatt dazu.

Der Reis

Fügen Sie die Korianderpaste auf die vermischten Gewürze und kochen für 3 min / Varoma / MC off auf Geschwindigkeit 1.

Kratzen Sie die Seiten nach unten ab und kochen für 1 min / Varoma / mit Geschwindigkeit 1.

Gießen Sie in die Kokosmilch hinein und füllen Sie genug Wasser ein, um die 260-ml-Marke zu erreichen.

Streuen Sie das Salz und fügen Sie den Reis, Huhn und Gemüse dazu.

Kochen Sie für 20 min bei 100 °C mit Geschwindigkeit 1 oder bis der Reis gar ist.

Warm servieren

Kraut Pasta

Für 4 Portionen benötigen Sie:

100 g Tomaten

1 Knoblauchzehe

350 g Krautsalat

Sel de Fleur

bunter Pfeffer aus der Mühle

1 kleine rote Zwiebel

30 g Wasser

Ihre Zubereitung

1. Die Zwiebel schälen und in den Mixtopf geben.
2. Den Krautsalat dazu einfüllen und die Knoblauchzehe schälen und mithilfe der Knoblauchpresse ebenfalls hinein drücken.
3. Alles zusammen 20 Sekunden Stufe 8 sehr fein zerkleinern und umfüllen.
4. Tomaten mit kochendem Wasser überbrühen, kurz darin ziehen lassen und häuten.
5. Im Mixtopf 3 Sekunden Stufe 6 zerkleinern.
6. Wasser in den Mixtopf füllen, zerkleinerte Zutaten einfüllen, mit den Gewürzen abschmecken und 5 Minuten Varoma Stufe 1 garen.

7th Auf vorgewärmte Teller geben und servieren. Guten Appetit!

Nährwerte pro Portion:

140 kcal | 9 KH| 14 F | 1 EW

Kräuterburger

Für 2 Portionen benötigen Sie:

1 Teel. gehackter Thymian

1 Teel. gehackter Rosmarin

2 Eßl. Salatmayonnaise

1 ½ Eßl. Walnussöl

1 Eßl. gehackte Petersilie

2 Eßl. Saure Sahne

2 Gewürzgurken

2 Fleischtomaten

½ Gemüsezwiebel

2 große Blätter Eisbergsalat

25 g Rucola

½ Beet Kresse

2 Scheiben Cheddar

Salz

Pfeffer aus der Mühle

350 g Rinderhackfleisch

Ihre Zubereitung:

1. Hackfleisch mit Salz, Pfeffer aus der Mühle, Kräutern und 1 Eßl. Öl in den Mixtopf geben und 15 Sekunden auf Stufe 7 verkneten.
2. 4 handtellergroße Scheiben formen und beiseite stellen.
3rd Gurken in einem Sieb abtropfen lassen, Tomaten waschen, die Blüte und den Strunk entfernen. Die Gemüsezwiebel schälen, die kleinen Wurzeln entfernen.
4. Rucola waschen und auf einem Sieb abtropfen lassen, ebenso mit der Kresse und den 2 Blättern Eisbergsalat verfahren.
5. Tomaten, Gurken und Zwiebeln in den Mixtopf geben und 2 Sekunden auf Stufe 7 zerkleinern.
6. Für die Burger Remoulade die saure Sahne, Petersilie, Salz und Pfeffer aus der Mühle in den Mixtopf geben und 5 Sekunden auf Stufe 5 vermengen.
7. Den gewaschenen Rucola auf den Tellern verteilen, die Eisbergsalat Blätter wie eine Schale darauf legen.
8. Die Hackfleisch Scheiben in einer beschichteten Pfanne scharf anbraten und je 1 Scheibe Cheddar oben auf legen und kurz schmelzen lassen.
9th Remoulade auf den Salatblättern verteilen, die fertigen Hackfleisch Scheiben auflegen, mit dem Tomaten-Zwiebel-Gurkengemisch belegen und mit Kresse bestreuen. Guten Appetit!

Nährwerte pro Portion:

500 kcal | 4 g KH | 39 g F | 43 g EW

Kräuterfisch an buntem Gemüse

Für 1 Portionen benötigen Sie:

200 g frisches Kabeljaufilet

Je 1 Eßl.

Salbei

Rosmarin

Thymian

Maggikraut

Olivenkraut

Petersilienkraut

Pfeffer

Prise Salz

Basilikum

Oregano

½ rote Paprikaschote

½ gelbe Paprikaschote

½ Zucchini

1 rote Zwiebel

2 braune Champignon

½ Teel. getrockneten Thymian

½ Teel. getrockneten Rosmarin

etwas Salz

etwas Pfeffer aus der Mühle

2 Eßl. Helle Sojasoße

1 Teel. Ernussöl

etwas Distelöl

Ihre Zubereitung

1. Das Gemüse gründlich putzen und in den Mixtopf geben.
2nd Bei geschlossenem Deckel 2 Sekunden auf
3rd Stufe 4 zerkleinern.
4. Etwas Distelöl dazugeben und das Gemüse für 30 Sekunden auf Stufe 2 andünsten.
5. Das Gemüse in den Varomaeinsatz geben, mit Kräutern, Salz und Pfeffer würzen, etwas Sojasoße darüberträufeln und das Ganze auf den Mixtopf setzen.
6th Den Fisch trockentupfen und in den mit Backpapier (Garschlitze müssen frei bleiben), ausgekleideten Gareinsatz legen. Deckel aufsetzen und alles 20 Minuten Varoma Stufe 1 garen.
7th Das Gemüse auf Tellern anrichten, den Fisch obenauf legen. Guten Appetit!

Nährwerte pro Portion:

209 kcal | 5 g KH | 18 g F | 7 g EW

Küchenwunder Weißkohl-Rouladen

Für 2 Portionen benötigen Sie:

600 g Weißkohl (ca. ½ Kopf)

½ Stange Porree (klein)

200 g gemischtes Hackfleisch (mager)

50 g Schalotten

½ Hühnerei

½ Teel. Kümmel (wer keinen Kümmel mag kann ihn auch weglassen)

1 kleiner Teel. milder Senf

frisch gemahlener Pfeffer nach Belieben

Meersalz nach Belieben

1 El Rapsöl

½ Eßl Tomatenmark

200 ml Gemüsefond

Küchengarn und Zahnstocher zum Fixieren

Ihre Zubereitung:

1. Gemüsefond abmessen und beiseite stellen. Den Weißkohl säubern, den Strunk herauslösen. Porree säubern, in feine Ringe schneiden und gründlich unter kaltem Wasser abwaschen.

2nd Den vorbereiteten Weißkohl in den Varoma legen. Den abgemessenen Gemüsefond in den Mixtopfgeben und auf Stufe 1 ca. 5 Minuten garen. Weißkohl herausnehmen, etwas abkühlen lassen und 8 schöne große Blätter ablösen. Die Brühe in ein Gefäß umfüllen und beiseite stellen.

3rd Den restlichen Kohl in den Mixtopf geben und einige Sekunden auf Stufe 5 zerkleinern. Herausnehmen und in einer Schüssel beiseite stellen.

4th Je 2 schöne große Weißkohlblätter nehmen und überlappend auf einem Küchenbrett auslegen. 2. Die Zwiebeln schälen, in den Mixtopf geben und 4 Sekunden auf Stufe 5 zerkleiner, mit einem Schaber nach unten schieben. Hackfleisch, Porree, Ei, Jodsalz und frisch gemahlenen Pfeffer, Senf und Kümmel dazugeben und 1 Minute auf Stufe 3 im geschlossenen Mixtopf (Linksdrehung) mischen. Wer mag kann den Spatel dabei zu Hilfe nehmen.

5. Die fertige Hackfleischmischung auf den ausgelegten Kohlblättern verteilen, die Blätter zunächst 1x von unten einrollen, dann die rechte und linke Seite einklappen, weiter aufollen und mit Zahnstochern fixieren. Anschließend mit Küchengarn umwickeln. Die Kohlrouladen kann man auch gänzlich ohne Fixierung lassen, dann allerdings mit der offenen Seite nach unten in den Varoma legen.

6th Rapsöl in den Varoma geben, die Kohlrouladen mit der offenen Seite nach unten dazulegen. Die Mitte des Varomas frei lassen.

7th Das Gärkörbchen mit dem zerkleinerten Weißkohl füllen und alles bei Varoma auf Stufe 2 ca. 40 Minuten garen. Beides herausnehmen und im vorgewärmten Backofen (ca. 50 Grad) warmstellen. Die Gemüsebrühe und den Sud zusammen im Mixtopf auf Stufe 3 bei ca. 100 Grad reduzieren lassen, evtl. mit 1 Eßl. Magerquark cremig rühren.

8th Den Weißkohl aus dem Backofen nehmen, nach Geschmack würzen, die Kohlrouladen anrichten und den Fond aus dem Mixtopf umfüllen. Guten Appetit

Kunterbunter Eiersalat

Für 2 Portionen benötigen Sie:

½ rote Paprikaschote

1 Frühlingszwiebel

4 Eier

2-3 Gewürzgurken

1 kleine Zwiebel

Für die Mayonnaise:

1 Eigelb

1 Teel. Mittelscharfen Senf

125 ml Distelöl

1 Teel. Zitronensaft (am besten frisch gepresst)

1 Pr. Rohrzucker oder Zuckerersatz

etwas Salz

etwas frisch gemahlenen Pfeffer

Ihre Zubereitung

1stPaprikaschote halbieren, säubern, die Häutchen und Kerne entfernen. Frühlingszwiebel säubern. Petersilie säubern, waschen und in einem kleinen Sieb abtropfen lassen. Die Zwiebel schälen und die kleinen Wurzeln entfernen.

2nd 500 ml Wasser in den Mixtopf geben, Gareinsatz aufstellen und die Eier in den Gareinsatz legen. Den Meßbecher aufsetzen und 14 Minuten (hart gekochtes Ei) Varoma Stufe 1 garen. Die fertig gegarten Eier abschrecken und beiseite stellen.

3rd Vorbereitete Zwiebel, Gurken, Paprika und Frühlingszwiebel in den Mixtopf geben. Alles zusammen ca. 4 Sekunden auf Stufe 5 zerkleinern.

4. Zum Schluß die Eier dazugeben und nochmals einige Sekunden zerkleinern. Dazwischen nachsehen, damit die Eier nicht zu klein werden. Anschließend in einer Schüssel beiseite stellen.
5. Für die Mayonnaise sollten alle Zutaten Zimmertemperatur haben. Den Messbecher auf den Mixtopf stellen und das Öl einwiegen, beiseite stellen.
6. Eigelb, frisch gepressten Zitronensaft, Senf, etwas Salz,Pfeffer und 1 Pr. Rohrzucker in den Mixtopf geben. Die Zutaten 1,5 Minuten auf Stufe 4 emulgieren. Nun das zimmerwarme Öl langsam tröpfchenweise hinzufügen. Jedes Tröpfchen gut unterrühren, bevor das nächste hineingegeben wird.
7. Nun das zerkleinerte Gemüse-Eier-Gemisch dazugeben und 30 Sekunden Stufe 3 vermengen. Je nach Konsistenz kann man auch einige Sekunden länger vermengen.
8. Den Eiersalat in eine Schüssel umfüllen und mit Petersilie garnieren.

Nährwerte pro Portion:

289 kcal | 4 g KH | 38 g F | 4 g EW

Kürbis Fehackta

Für 2 Portionen benötigen Sie:

1 großer Hokkaido Kürbis

500 g Rinderhackfleisch

½ Stange Porree

200 ml passierte Tomaten

1 rote Paprikaschote

1 gelbe Paprikaschote

20 g Feta Käsewürfel

1 Frühlingszwiebel

Rapsöl

Salz

Bunter Pfeffer aus der Mühle

Chili-Flocken

Paprikapulver rosenscharf

Paprikapulver edelsüss

Petersilie

Schnittlauch

1 Knoblauchzehe

Ihre Zubereitung

1. Backofen auf 180 Grad (Umluft 16 Grad) vorheizen.
2. Einen Deckel vom Kürbis abschneiden, halbieren, die Fasern und Kerne entfernen und das Fruchtfleisch mithilfe eines Eisportonierers herauslösen.
3. Dabei einen etwa 2 cm breiten Rand stehen lassen.

4. Den vorbereiteten Kürbis in den Varoma setzen, etwas Wasser in den Mixtopf geben und den Kürbis verschlossen 20 Minuten Varoma Stufe 1 vorgaren.
5. In der Zwischenzeit Zwiebel und Knoblauch schälen, Knoblauchzehe durch die Knoblauchpresse in den Mixtopf drücken.
6th Die Zwiebel zugeben.
7. Paprikaschoten halbieren, Kerne und Häutchen entfernen, Frühlingszwiebel und Porree putzen und alles zusammen ebenfalls in den Mixtopf geben.
8th Nun 15 Sekunden Stufe 6 zerkleinern.t
9. Etwas Öl dazu geben und 2 Minuten Varoma Stufe 1 andünsten
10. Hackfleisch einwiegen und alles zusammen weitere 5 Minuten Varoma Stufe 2 braten.
11. Nun passierte Tomaten, die Gewürze, Petersilie und Fetakäsewürfel zugeben, kräftig abschmecken und weitere 4 Minuten 10 Grad Varoma Stufe 1 garen lassen.
12. Zum Schluß Kürbiskugeln oben auf legen und nochmals 2 Minuten Varoma Stufe 1 garen.
13. Den inzwischen vorgegarten Kürbis mit der Masse füllen und weitere 25 Minuten im Backofen backen lassen.
14th Den Kürbis auf eine Platte geben, mit Schnittlauch garnieren, Deckel aufsetzen und servieren. Guten Appetit!

Nährwerte pro Portion:

1250 kcal | 19 KH| 94 F | 56 EW

Kürbiscremesuppe

Zutaten für 4 Portionen:

- 1 Hokkaido Kürbis
- 1 Zwiebel
- 2 Knoblauchzehen
- 1 Liter Gemüsebrühe
- 200g Frischkäse
- 2 EL Kürbiskernöl
- 1 TL Paprika Pulver
- 1 TL Curry pulver
- Salz und Pfeffer zum Abschmecken

Zubereitung:

1. Schälen Sie den Knoblauch und die Zwiebel und geben diese in groben Stücken für 6 Sekunden auf der Stufe 5 in den Küchenwunderer.

2. Schieben Sie alles mit einem Spatel nach unten, geben das Öl hinzu und lassen alles für 3 Minuten auf der Stufe 2 im Varoma anbraten.

3. Schälen Sie nun den Kürbis und geben ihn in Würfeln in den Varoma hinzu und lassen ihn für 4 Minuten auf der Stufe 2 andünsten.

4. Gießen Sie nun die Gemüsebrühe hinzu und lassen alles auf der Stufe 2 im Varoma leicht kochen. Nach 15 Minuten sollte der Kürbis bereits weich sein.

5. Geben Sie nun noch die letzten Zutaten hinzu und lassen alles auf Stufe 8 für 30 Sekunden lang pürieren. Zum Abschluss können Sie die Suppe nochmal mit Salz und Pfeffer abschmecken.

Lachs und gelbe Paprika

4 Teile

Zubereitungszeit: 40 Minuten

Level: mittel

Zutaten:

Für die Lachs Marinade

• 600 g Lachsfilet

• ½ g Salz

• 40 g Olivenöl

Für die Sauce

• 500 g gelbe Paprika (Geröstete für 20 min oder 10 min Pfanne gebraten)

• 120 g Tomaten, Cubed

• 100 g gelbe Zwiebel, geschält

• 30 g Knoblauch, geschält

• 160 g Creme

- 70 g Joghurt
- 100 g Wasser
- schwarzer Pfeffer, nach Geschmack
- 20 Kirschtomaten
- 1 TL Korianderblätter, gehackt

ZUBEREITUNG:

Reiben Sie das Salz und Olivenöl gleichmäßig auf die Lachsfilets.

Fetten Sie das Varoma-Tablett mit Öl ein und legen Sie das Filet oben drauf.

Den Lachs für 20 min / Varoma / mit Geschwindigkeit 3 garen.

Für die Sauce sautieren Sie den gehackten Knoblauch für 3 min bei 120 °C mit Geschwindigkeit 2 in Öl.

Dann hacken Sie die gewürfelten Tomaten, gelbe Paprika und Mischung für 5 s mit Geschwindigkeit 5.

Fügen Sie nun Sahne, Salz, Joghurt, Wasser dazu und kochen alles für 5 min / Varoma / mit Geschwindigkeit 1.

Legen Sie den gedünsteten Fisch auf ein Tablett.

Gießen Sie die Soße auf das Filet und streuen Sie schwarzen Pfeffer darüber.

Garnieren Sie mit Kirschtomaten und Korianderblättern.

Heiß servieren.

Lachsfilet an buntem Gemüse

Für 2 Portionen benötigen Sie:

100 g Staudensellerie

100 g Porree

2 Tl. Zitronensaft, frisch gepresst

80 ml trockenen Weißwein

2 El. Dill, fein gehackt

Meersalz

weißer Pfeffer aus der Mühle

2 Lachsfilet

Etwas Distelöl

Ihre Zubereitung

1st Porree putzen, in Scheiben schneiden und gründlich mit kaltem Wasser waschen. In einem Sieb gut abtropfen lassen.
2. Staudensellerie putzen im Mixtopf 4 Sekunden Stufe 3 grob zerkleinern.
3. Varoma Einlegeboden mit Backpapier auslegen, die Dampfschlitze frei lassen.
4. Das Lachsfilet gut abwaschen, trockentupfen, mit etwas Zitronensaft einreiben, mit Meersalz und Pfeffer würzen und in den Einlegeboden geben.
5. Abgetropften Porree zu den zerkleinerten bio Karotten und Staudensellerie geben.
6. Etwas Distelöl in den geben und 2 Minuten Varoma Stufe 1 dünsten.
7. Nun den fein gehackten Dill zufügen, mit Salz und Pfeffer würzen.
8th Etwas Weißwein in den Einlegeboden gießen. Nur so viel, daß es nicht aus den Dampfschlitzen heraussickert. Den restlichen Weißwein zum Gemüse geben.
9. Den Einlegeboden aufsetzen und alles verschlossen etwa 12 Minuten garen lassen.
10th Den Fisch auf vorgewärmten Tellern anrichten, das Gemüse dazugeben, mit etwas Dill garnieren und servieren. Guten Appetit!

Nährwerte pro Portion:

360 kcal | 7 KH| 20 F | 32 EW

Lachsfilet mit Kruste

4 Portionen

Zubereitungszeit: 4 Minuten

Schwierigkeitsgrad: leicht

ZUTATEN

- 4 Lachsfilets (gehäutet)
- Sesamsamen
- 1 Tasse Mandeln
- Salz, nach Geschmack
- Kokosöl, zum Braten

ZUBEREITUNG

Mahlen Sie die Mandeln in der TM-Schüssel für 30 Sekunden / Turbo, bis die Mandeln die Größe der Sesamsamen sind. (Nicht zu einem feinen Pulver mahlen.)

Die Mandeln entnehmen und mit Salz und Sesam auf einem tiefen Teller mischen.

Bestreichen Sie die Filets auf beiden Seiten gleichmäßig mit der Mandel-Mischung.

Fetten Sie eine beschichtete Pfanne leicht ein und braten die Filets bei mittlerer Hitze 3 Minuten auf jeder Seite, oder bis sie gar sind.

Mit frischem Blattsalat und Chili Mayonnaise servieren.

Lammlachs in Salatbett

Für 2 Portionen benötigen Sie:

1 Salatherz Romana

1 Bund Ruccola

150 g Salatgurke

6 kleine Datteltomaten

5 Zweige Thymian

30 g Alfaalfa Sprossen

2 Zweige Rosmarin

250 g Lachs vom Lamm

Meersalz

Schwarzer Pfeffer aus der Mühle

10 g Olivenöl

Ihre Zubereitung

1. Fleisch gut abwaschen und trockentupfen.
2. Den Salat pflücken, waschen und in einem Sieb gut abtropfen lassen.
3. Karotte schälen und in mundgerechte Stücke zerteilen. Datteltomaten waschen und Stielansatz entfernen.
4. Salatgurke abwaschen, jede 2. Reihe mit dem Sparschäler entfernen und in mundgerechte Stücke schneiden.
5. Ruccolasalat, Romanasalat, halbierte Datteltomaten, Salatgurke in eine Schüssel geben.

6th Öl mit Salz und Pfeffer im Mixtopf 4 Sekunden Stufe 8 vermischen und über den Salat gießen. Locker unterheben und danach die Sprossen darauf verteilen.

7. Thymian und Rosmarinblättchen in den Mixtopf geben und 4 Sekunden Stufe 6 fein zerkleinern.
8. Einige Tropfen Öl dazu, mit Salz und Pfeffer würzen und 6 Sekunden Stufe 8 gut vermixen.
9. Das Fleisch mit dem Würzöl einreiben und 5 Minuten ruhen lassen.
10. Öl in einer beschichteten Pfanne erhitzen, das Fleisch darin scharf anbraten und 1-2 Minuten nachbraten lassen.
11. Anschließend in dünne Scheibchen schneiden.

12th Den Salat auf Tellern anrichten, Lachsscheibchen kreuzweise darauf verteilen und servieren. Guten Appetit!

Nährwerte pro Portion:

220 kcal | 5 KH| 9 F | 29EW

Leichte Zucchinipuffer

Für 2 Portionen benötigen Sie:

40 g geriebenen Parmesankäse

1 Knoblauchzehe

1 kleine Zucchini (etwa 350 g)

30 g fettreduzierte Butter

1 frisches Hühnerei

Meersalz

Frisch geriebene Muskatnuss

Schwarzer Pfeffer aus der Mühle

Ihre Zubereitung

1. Zucchini waschen, die Enden großzügig abschneiden und längs halbieren.
2. Die Kerne mithilfe eines Teelöffels herausschaben und im Mixtopf 8 Sekunden Stufe 8 zerkleinern.
3. Evtl. überschüssige Flüssigkeit ablaufen lassen.
4. Die Zucchiniraspel mit Meersalz, frisch geriebener Muskatnuss und schwarzem Pfeffer aus der Mühle würzen, das Hühnerei, Parmesankäse darüber streuen und die Knoblauchzehe darauf pressen.
5. Alles miteinander 15 Sekunden Stufe 8 gut vermengen.
6. Die fettreduzierte Butter in einer beschichteten Pfanne erhitzen und je Puffer 2 El. der fertigen Masse hineingeben.
7. Von jeder Seite goldbraun backen., auf einem Küchenkrepp kurz ablegen.

8th Auf Tellern anrichten und sofort heiß servieren. Guten Appetit!

Nährwerte pro Portion:

50 kcal | 44 KH| 2 F | 2 EW

Leichter Auflauf von Süßkartoffeln

Für 1 Portion benötigen Sie:

¼ reife Aubergine

¼ reife Zucchini

2 Scheiben Vollkorn Reiswaffel

Sel de Fleur

Pfeffer

Koriander

Ihre Zubereitung

1. Die Aubergine schälen, halbieren und den Kern entfernen.
2. Zucchini gut abwaschen, halbieren und mit einem Teelöffel die Kerne herausschaben.
3. Im Mixtopf die Aubergine und Zucchini 15 Sekunden Stufe 6 zerkleinern.
4. Mit Sel de Fleur, einem Hauch Koriander und Pfeffer abschmecken.

5th Eine Vollkorn Reiswaffel mit der Masse bestreichen, die zweiter Vollkorn Reiswaffel auflegen und servieren. Guten Appetit!

Nährwerte pro Portion:

99 kcal | 13 KH| 5 F | 2 EW

Leichtes Fladenbrot

Für ein Fladenbrot benötigen Sie:

100 g Frischkäse light

15 g fettreduzierte Butter

3 frische Hühnereier

etwas Salz

etwas Koriander

etwas Sesam

Ihre Zubereitung

1stBackofen auf 150 Grad vorheizen.

2nd Eier trennen und Eiweiß im Mixtopf 15 Sekunden Stufe 8 steif schlagen. Umfüllen und beiseite stellen.

3. Zwiebeln schälen und im Mixtopf 4 Sekunden Stufe 5 zerkleinern.

4. Etwas fettreduzierte Butter zugeben und 5 Minuten Varoma Stufe 1 dünsten. Frischkäse light zugeben, mit einem Hauch Koriander und Salz würzen und das Eigelb einfüllen.
5. Alles miteinander 5 Minuten Mixtopf Stufe 8 verkneten.
6. Nun mithilfe des Spatels Eiweiß unterheben.
7. Aus dem Teig 5-6 Fladen formen, mit Sesam bestreuen und im vorgeheizten Backofen 15 Minuten backen.
8. Auf einem Gitter auskühlen lassen.

Nährwerte pro Fladenbrot:

689 kcal | 9 KH | 58 F | 31 EW

Leichtes Geflügelsüppchen

Für 2 Portionen benötigen Sie:

25 g Parmesankäse

2 frische Hühnereier

125 g frischer junger bio Blattspinat

600 ml Geflügelfond

bunter Pfeffer aus der Mühle

Ihre Zubereitung

1. Parmesan im Mixtopf 8 Sekunden Stufe 10 fein zerkleinern (reiben).
2. Hühnereier einzeln über einer Tasse aufschlagen und dazugeben, Pfeffer überstreuen. Mit dem Parmesankäse 2 Sekunden stufe 5 vermischen. Umfüllen und beiseite stellen.
3. Spinat putzen, die groben Stiele entfernen, waschen und in einem Sieb abtropfen lassen.
4. Gemüsefond in den Mixtopf gießen, etwa 8 Minuten 120 Grad Varoma Stufe 2 erhitzen.
5. Nun die Ei-Käse-Mischung langsam dazugeben und nochmals etwa 1 Minute 120 Grad Varoma Stufe 1 garen.

6th Nach Geschmack mit Pfeffer nochmals abschmecken, in vorgewärmte Suppentassen füllen und heiß servieren. Guten Appetit!

Dazu passt frisch geröstetes Vollkornbrot.

Nährwerte pro Portion:

170 kcal | 1 KH | 11 g F | 15 EW

Leichtes Möhrensüppchen

Für 2 Portionen benötigen Sie:

25 g Bauchspeck

375 ml Gemüsefond

150 g bio Karotten

100 g Zucchini

½ Zwiebel

½ Bund Petersilie

Etwas Schnittlauch

2 El. Distelöl

Meersalz

Schwarzer Pfeffer aus der Mühle

1 El. Magerquark

etwas frisch geriebene Muskatnuss

Ihre Zubereitung

1. Bauchspeck abwaschen, trockentupfen und im Mixtopf 10 Sekunden Stufe 8 zerkleinern.
2. Zwiebel und Karotten schälen und in den Mixtopf geben.
3. Zucchini jede 2. Reihe mit dem Sparschäler entfernen, längs halbieren und mithilfe eines Teelöffels die Kerne herausschaben.
4. Ebenfalls in den Mixtopf geben und alles 8 Sekunden Stufe 6 zerkleinern.
5. Nun das Distelöl dazugeben und 5 Minuten 120 Grad Varoma Stufe 2 anschwitzen.
6. Mit Gemüsefond ablöschen, Salz, Pfeffer und Muskatnuss frisch gerieben hinzufügen.

7. Alles zusammen 15 Minuten 100 Grad Varoma Stufe 1 garen lassen.
8. Zum Schluss den Magerquark zugeben, nochmals 1 Minute 100 Grad Stufe 1 garen.
9th Anschließend etwa 15 Sekunden gut pürieren und in vorgewärmte Teller füllen. Mit Petersilie garnieren. Guten Appetit!

Nährwerte pro Portion:

132 kcal | 10 KH| 9 F | 5 EW

Limetten Hühnchen

Für 2 Portionen benötigen Sie:

1 Hühnchen ca. 600 g

250 g Tomaten

500 g grüne Bohnen

2 Thymianzweige

1 Rosmarinzweig

1 Knoblauchzehe

1 Teel. Salz

1 Teel. Pfeffer aus der Mühle

1 bio Zitrone

Ihre Zubereitung

1stBackofen auf 200 Grad vorheizen.
2. Das Hühnchen gründlich mit kaltem Wasser innen und außen abwaschen, den Rücken mit einem scharfen Messer aufschneiden und innen mit Salz einreiben.
3. Das so vorbereitete Hühnchen mit der Brustseite nach oben flach auf ein Arbeitsbrett legen.
4. Zitronenschale reiben und die Zitrone auspressen. Das Hühnchen mit Zitronenschale und Zitronensaft von einer halben Zitrone gleichmäßig einreiben.

5. Die vorbereiteten Kräuter in den Mixtopf geben und 3 Sekunden auf Stufe 5 zerkleinern.
6. Mit dem restlichen Zitronensaft, restliche Zitronenschale, Kräuter, Salz, Pfeffer aus der Mühle und zerpressten Knoblauch ca. 3 Sekunden auf Stufe 2 miteinander vermengen.
7. Die Haut des Hühnchens seitlich anheben und mit Zitronenmarinade bepinseln.
8. Etwas Wasser in den Varoma füllen, den Varomaeinlegeboden mit Backpapier auskleiden und das Hühnchen hineinlegen. Einlegeboden in den Varoma setzen und 25 Minuten auf Stufe 1 garen lassen.
9. Tomaten einige Male einstechen, grüne Bohnen gründlich putzen und nach 15 Minuten um das Hühnchen legen. Mit den Gewürzen abschmecken und die restlichen 10 Minuten garen lassen.

Nährwerte pro Portion:

551 kcal | 9 g KH | 11 g F | 96 g EW

Low Carb Reis mit Lachsfilet

Für 2 Portionen benötigen Sie:

1 frischer Blumenkohl

2 frische Lachsfilets

bunter Pfeffer aus der Mühle

Fleur de Sel

etwas frisch geriebene Muskatnuss

Ihre Zubereitung Low Carb Reis

1. Die Blätter vom frischen Blumenkohl entfernen, den Strunk mit einem scharfen Messer keilförmig herausschneiden. Den Blumenkohl erst unter kaltem Wasser abspülen, danach für ca. 5 Minuten in kaltes Salzwasser legen. Dadurch werden die evtl. kleinen Flkiegen abgetötet und herausgespült. Anschließend nochmals unter kaltem Wasser abspülen und den Blumenkohl in Röschen teilen.
2. Die abgetropften Blumenkohlröschen auf Stufe 5-6 im Mixtopf zerkleinern. Zwischendurch nachsehen, damit es nicht zu fein wird. Die Konsistenz des Blumenkohls ist dann wie Reiskörner.
3. Die Blumenkohlraspel ins Garkörbchen geben, mit Salz, Pfeffer und frisch geriebener Muskatnuss würzen.

Ihre Zubereitung Lachsfilet:

1stLachsfilet abwaschen, mit einem Küchenkrepp trockentupfen und in den Varoma Einlegeboden geben. Nach Geschmack mit Salz und buntem Pfeffer würzen. Das Garkörbchen mit dem Blumenkohl aufsetzen und verschließen. Auf Stufe 1 ca. 25 Minuten garen lassen.

Nährwerte pro Portion:

285 kcal | 5 g KH | 25 g F | 29 g EW

Low-Carb Gnocchi mit Basilikum-Butter-Soße

8 Portionen

Zubereitungszeit: 25 Minuten

Schwierigkeitsgrad: leicht

ZUTATEN

Für die Gnocchi

- 200 g Mandeln
- 200 g Parmesan, in Würfel geschnitten
- 500 g Vollfett-Ricotta-Käse
- 2 Eier
- ½ - 1 TL Salz
- ¼ TL schwarzer Pfeffer, gemahlen

Für die Soße

- 800 ml Hühnerbrühe
- 200 g ungesalzene Butter, gewürfelt
- 2 TL frischer Zitronensaft
- 40 frische Basilikumblätter, zerrissen

ZUBEREITUNG

Die Gnocchi

Mahlen Sie die Mandeln und den Parmesan in der TM-Schüssel für 10 Sekunden / MC/Deckel auf / Geschwindigkeit 9.

Fügen Sie die restlichen Zutaten für die Gnocchi hinzu und kombinieren diese für 15 Sekunden / MB/Deckel auf / Geschwindigkeit 4 und stellen sie beiseite.

Nun gießen Sie die Hühnerbrühe in die Schüssel und erwärmen sie für 10 min / Varoma / MB/Deckel ab / Geschwindigkeit 3.

Während die Brühe sich reduziert, nehmen Sie die vorbereitete Gnocchi-Mischung und rollen mit eingefetteten Händen (um zu verhindern, dass die Mischung klebt) kleine Kugeln daraus.

Ordnen Sie die Bällchen auf beiden Dampfgarungsschalen in geringem Abstand voneinander an und drücken Sie leicht mit einer Gabel an.

Legen Sie die Dampfgarungsschalen auf den Deckel und dämpfen Sie die Gnocchi für 7 min / Varoma / Geschwindigkeit 2.

Wenn sie fertig gedämpft sind, stellen Sie die Varoma Tabletts zur Seite um die Gnocchi abkühlen zu lassen, während die Soße vorbereitet wird.

Die Soße

Halten Sie 200ml der Brühe, die Sie zum Dämpfen der Gnocchi benutzt haben, beseite, und fügen Sie den Rest mit der Butter in die Schüssel und kochen es für 4 min / Varoma / MB/Deckel ab / Geschwindigkeit 2.

Geben Sie den Zitronensaft und die frischen Basilikum Blätter dazu und kochen alles für 2 min / Varoma / MB/Deckel ab / Geschwindigkeit 1.

Die Soße ist nun servierfertig.

Legen Sie die vorbereiteten Gnocchi auf einen Teller und gießen die Soße darüber. Garnieren Sie das ganze mit frischem Basilikum und Parmesanraspeln und servieren es sofort.

Low-Carb Paniertes Hähnchen

3 Portionen

Zubereitungszeit: 13 Minuten

Schwierigkeitsgrad: leicht

ZUTATEN

- 40 g Mandeln
- 17,5 g Weizenkeime
- 20 g Sonnenblumenkerne

- 20 g Sesam
- 1 TL milder Paprika
- 1 TL Salz
- ½ TL getrocknete Petersilie
- 500 g Hähnchenfilets
- 2 kleine Eier, leicht geschlagen

ZUBEREITUNG

Zunächst heizen Sie den Backofen auf 120°C vor und fetten ein Backblech ein (oder legen es mit Backpapier aus).

Hacken Sie die Mandeln, Weizenkeime, Sonnenblumenkerne und den Sesam in der TM-Schüssel für 3 Sekunden / Geschwindigkeit 6.

Dazu mischen Sie Paprika, Petersilie und Salz für 10 Sekunden / rückwärts / Geschwindigkeit 3 und stellen die Mischung in einem tiefen Teller beseite.

Wenden Sie das Hähnchen zuerst im geschlagenen Ei und dann in der Krümel-Mischung.

Legen Sie das Hähnchen auf das Backblech und backen es für 12 Minuten oder bis es gar ist.

Servieren Sie es mit Chili Mayonnaise oder gedünstetem Gemüse.

Low-Carb-Brot

10 Scheiben

Zubereitungszeit: 1 Stunde 10 Minuten

Schwierigkeitsgrad: leicht

ZUTATEN

- 25 g Butter
- 100 g Mandelmehl
- 12,5 g Flohsamen
- 7,5 g Backpulver
- Prise Salz
- 2,5 g Xylitol oder Stevia
- 50 g griechischer Joghurt

- 125 g Hüttenkäse
- 3 Eier
- 75 g gemischte Samen (Sesam, Sonnenblume, Kürbis, etc.)

ZUBEREITUNG

Zunächst heizen Sie den Backofen auf 180°C vor und fetten eine Kastenform ein (oder legen sie mit Backpapier aus).

Geben Sie die Butter in die TM-Schüssel und schmelzen sie für 1 min / 37°C / Geschwindigkeit 1 oder bis sie flüssig ist.

Kombinieren Sie die Zutaten in der Schüssel für 30 Sekunden / rückwärts / Geschwindigkeit 4 oder bis sie gut vermischt sind.

Füllen Sie den Teig in die Kastenform und backen ihn für 1 Stunde, oder bis die Oberfläche goldfarbig ist.

Nehmen Sie die Form aus dem Ofen und lassen Sie den Laib für 5-10 Minuten abkühlen, bevor Sie ihn heraus nehmen.

Low-Carb-Pfannkuchen

4 Portionen

Zubereitungszeit: 11 Minuten

Schwierigkeitsgrad: leicht

ZUTATEN

- 100 g Schweinefleisch-Rinden
- 4 Eigelb
- 120 ml Sahne
- 6 Tropfen flüssiger Süßstoff
- ¼ TL Muskatnuss
- 1 TL Zimt
- 4 EL Butter

ZUBEREITUNG

Mahlen Sie das Schweinefleisch in dem TM-Messbecher für 3 Sekunden / Geschwindigkeit 7 und stellen Sie es beiseite.

Mit dem Schmetterling für 3 Sekunden / Geschwindigkeit 4 das Eigelb mit Zimt, Sahne, Muskat und Süßstoff vermischen.

Den Inhalt an den Innenseiten der Schüssel nach unten schaben, das Schweinefleisch dazu geben und für 3 Sekundenunden kombinieren / rückwärts.

Schaben Sie die Mischung nochmals nach unten und lassen Sie das Schweinefleisch für 5 Minuten die Ei-Mischung absorbieren.

Fetten Sie eine Pfanne mit Butter ein und braten Sie jeweils einen Löffel des hergestellten Teiges von beiden Seiten goldbraun.

Mariniertes Ofengemüse

Zutaten für 4 Portionen:

- 200g Schafskäse
- 1 große Zucchini
- 2 rote Zwiebeln
- 1 rote Paprika
- 1 gelbe Paprika
- 12 Cherrytomaten
- 12 Oliven

für die Marinade:

- 4 EL Olivenöl
- 2 EL Balsamicocreme
- 3 EL Tomatenmark
- Salz und Pfeffer zum Abschmecken
- 3 TL Kräuter de Provence
- 2 TL Paprika Pulver

Zubereitung:

1. Schneiden Sie zuerst die Zucchini, die Zwiebeln und die Paprika in mundgerechte Stücke. Die Cherrytomaten und die entkernten Oliven halbieren Sie. Den Schafskäse in Würfel schneiden und mit dem Gemüse in eine Schüssel geben.

1. Geben Sie alle Zutaten, welche Sie für die Marinade benötigen, in den Küchenwunderer und verrühren Sie auf Stufe 3.

2. 3. Geben Sie die Marinade in die Schüssel zu dem Gemüse und dem Schafskäse hinzu und verrühren es gut. Lassen Sie alles im Kühlschrank für ca. 30 Minuten gut einziehen. Währen das Gemüse durchzieht, heizen Sie den Ofen auf 200° Ober-/ Unterhitze vor.

Geben Sie das marinierte Gemüse in eine Auflaufform und lassen es bei 200° Ober-/ Unterhitze für 10 Minuten im Ofen. Damit das Gemüse schön kross wird, drehen Sie im Anschluss den Ofen auf 250° und lassen das Gemüse noch mal weitere 10 Minuten im Ofen.

Masapa Fleischküchle

Für 2 Portionen benötigen Sie:

500 g Hackfleisch gemischt

¼ Bund Petersilie

½ Bund Frühlingszwiebeln

½ Tl. Sambal Olek

1 ½ Eßl. Parmesan (gerieben)

125 g Magerquark

etwas Olivenöl

Salz

Pfeffer aus der Mühle

Ihre Zubereitung

2nd Frühlingszwiebel putzen, Petersilie abbrausen, säubern und in den Mixtopf geben. Auf Stufe 5 für 2 Sekunden zerkleinern.
3. Hackfleisch, Magerquark, Sambal Olek und die Knoblauchzehe dazugeben.
4. Das Ganze auf Sanftrührstufe Stufe 2-3 vermengen. Es sollte eine mittelfeste Masse entstehen, damit sich die Fleischküchle gut formen lassen.

5. Olivenöl in eine beschichtete Pfanne geben, die Fleischküchle formen und scharf braten. Alternativ können sie auch im Backofen auf einem Backblech gebraten werden.

Anmerkung: Im Küchenwunder TM5 können sie nicht so scharf gebraten werden, da die Temperatur für die Fleischküchle nicht hoch genug ist und kein Röstaroma entsteht. Wer die Fleischküchle heller mag, kann sie auch im Küchenwunder TM5 garen.

Nährwerte pro Portion:

800 kcal | 9 g KH |32 g F | 6 g EW

Mediterrane Gemüsebeilage

Zutaten für 4 Portionen:

- 200g Schafskäse oder Mozzarella
- 1 rote Paprika
- 100g Champignons
- 1/2 Zucchini
- 1/2 Aubergine
- 10 Cocktailtomaten
- 1 rote Zwiebel
- 1 Knoblauchzehe

Für das Dressing:

- 8 Oliven nach Wahl
- 3 EL Olivenöl
- Salz und Pfeffer zum Abschmecken
- Griechische oder italienische Kräuter nach Geschmack

Zubereitung:

1. Beginnen Sie die Zubereitung, indem Sie den Schafskäse oder den Mozzarella und das Gemüse in mundgerechte Stücke schneiden. Geben Sie dies im Anschluss in eine Schüssel und durchmischen es gut mit dem Olivenöl und den ausgewählten Kräutern.

2. Geben Sie 500ml Wasser in den Küchenwunderer und setzen den Varoma auf. Im Anschluss verteilen Sie das Gemüse im Varoma und lassen es 20 Minuten auf Stufe 1 garen.

Geben Sie die Zutaten für das Dressing in den Küchenwunderer und lassen alles auf Stufe 6 für 5 Sekunden

verrühren. Nun können Sie das Dressing über das gegarte Gemüse geben

Mediterraner Spargelsalat

Zutaten für 4 Portionen:

- 400g weißer Spargel
- 400g grüner Spargel
- 2 Lauchzwiebeln
- 125g getrocknete Tomaten
- 100g entkernte, schwarze Oliven
- 1 Liter Gemüsebrühe

Für das Dressing:

- Saft von einer Zitrone
- 1 TL flüssiger Honig
- 1 TL Senf
- 50ml Spargelsud
- 3 EL Olivenöl
- Salz und Pfeffer zum Abschmecken

Zubereitung:

1. Schälen Sie zuerst den Spargel und geben ihn in den Varoma. Die Gemüsebrühe geben Sie in den Küchenwunderer und setzen den Varoma drauf. Lassen Sie alles für etwa 20 – 25 Minuten (variiert je nach der Dicke des Spargels) auf der Stufe 1 des Varomas garen.

2. Den bissfesten Spargel schneiden Sie in ca. 2 cm dicke Stücke und geben Ihn für später in eine Schüssel. Den Spargelsund fangen Sie auf und heben ihn auch für die spätere Verwendung auf.

3. Geben Sie die getrockneten Tomaten, die entkernten Oliven und den Lauch in den Küchenwunderer und lassen ihn für 7 Sekunden auf der Stufe 7 laufen. Die Zutaten können nun zu dem Spargel in die Schüssel gegeben werden.

4. Bereiten Sie nun das Dressing zu. Hierfür geben Sie alle Zutaten des Dressings in den Küchenwunderer und lassen diesen für 8 Sekunden auf der Stufe 5 laufen.

5. Geben Sie das Dressing über das Gemüse und vermengen alles miteinander. Für einen besseren Geschmack lassen Sie den Spargelsalat nun noch für 2 Stunden im Kühlschrank durchziehen.

Mediterraner Tomatensalat

Zutaten für 4 Portionen:

- 10 Tomaten
- 2 Zwiebeln
- 2 Knoblauchzehen
- 8 frische Basilikumblätter

Für das Dressing:

- 3 EL Kürbiskernöl
- 3 EL Balsamico
- 3 EL Wasser
- Saft ½ Zitrone
- Salz und Pfeffer zum Abschmecken

Zubereitung:

1. Waschen Sie im ersten Schritt die Tomaten und würfeln diese. Geben Sie diese dann für später in eine Schüssel und stellen sie beiseite.

2. Nun schälen Sie die Zwiebeln und geben sie zusammen mit dem Knoblauch für 5 Sekunden auf der Stufe 5 in den Küchenwunderer, bis alles zerkleinert ist.

3. Geben Sie die Zwiebeln und den Knoblauch über die Tomaten und füllen nun das Öl, den Balsamico, das Wasser und den Saft der Zitrone in den Küchenwunderer. Auf Stufe 2 lassen Sie alles 8 Sekunden lang verrühren.

4. Geben Sie das Dressing zum Salat hinzu, vermengen alles und schmecken es zuletzt noch mit Salz und Pfeffer ab. Servieren Sie den Salat verziert mit jeweils 2 frischen Basilikumblättern.

Meeres Dip an Staudensellerie

Für 4-5 Portionen benötigen Sie:

3 Stangen Staudensellerie

2 Dosen Thunfisch (im eigenen Saft)

Kräutermischung (TK)

2 El. Wasser

1 Limette

2 El. Rapsöl

1 kg Magerquark

Salz

Schwarzer Pfeffer aus der Mühle

Chilipulver

Knoblauch nach Belieben

Ihre Zubereitung

1. Staudensellerie putzen und in ca. 6 cm große Sticks schneiden.
2. Thunfisch in einem Sieb abtropfen lassen.
3. Limette auspressen und evtl. den Saft durch ein kleines Sieb seihen.
4. Magerquark, Thunfisch, Limettensaft, Rapsöl, Waser, Kräutermischung, Salz, schwarzer Pfeffer aus der Mühle, Chilipulver und Knoblauch nach Belieben zugeben.

5th Alles zusammen etwa 15 Sekunden sTufe 8 miteinander vermischen. Nach Belieben abschmecken.
6th Staudensellerie-Sticks dekorativ auf einer Platte anrichten, den Meeres-Dip dazu reichen. Guten Appetit!

Nährwerte pro Portion:

Staudensellerie: 17 kcal | 2 KH| 0,2 F | 1 EW

Dip: 362 kcal | 17 KH|7 F | 236 EW

Meeresfrüchte-Risotto

2 Portionen

Zubereitungszeit: 35 Minuten

Schwierigkeitsgrad: leicht

ZUTATEN

- 1 Knoblauchzehen, geschält
- ½ Tasse frische Petersilie
- 1 kleine Zwiebel, geschält und halbiert
- 1 rote Paprika, halbiert
- 20 ml Olivenöl
- 150 g Arborioreis
- 60 ml Weißwein
- 375 ml Fischbrühe
- 40 g Tomatenmark
- Macadamia-Öl, zum Braten
- 150 g Tintenfischringe
- 150 g grüne Garnelen, geschält
- 10 g Butter (optional)
- ½ Zitrone, zum Entsaften

ZUBEREITUNG

Hacken Sie die Petersilie in der TM-Schüssel für 6 Sekunden / Geschwindigkeit 8 und stellen sie beiseite.

Vermengen Sie Zwiebel, Knoblauch und Chili für 5 Sekunden / Geschwindigkeit 5 und schaben Sie die Mischung an den Seiten nach unten.

Fügen Sie Olivenöl hinzu und braten sie für 5 min / 100°C / Geschwindigkeit 1.

Den Reis dazugeben und 2 min / 100°C / Geschwindigkeit 1 kochen.

Dann fügen Sie das Tomatenmark, die Brühe und das Wasser dazu und kochen alles 18 min / 100°C / rückwärts / Geschwindigkeit 1.5.

Während die Soße kocht, erhitzen Sie das Macadamia-Öl in einer beschichteten Pfanne und kochen die Calamari und Garnelen unter häufigem Rühren auf mittlerer Flamme für 4 Minuten oder bis sie gar sind; dann beiseite stellen.

Vermengen Sie Butter, Zitronensaft und Petersilie mit den Meeresfrüchten und lassen sie vor dem Servieren für 5 Minuten stehen, so dass der Fisch die verschiedenen Geschmacksrichtungen absorbieren kann.

Muscheln in Tomatensauce

Zutaten für 2 Portionen:

- 2 kg Miesmuscheln
- 240 g Zwiebeln
- 3 Knoblauchzehen
- 120 ml Olivenöl
- 200 ml Weißwein
- 1 TL Chilipulver
- 800 g stückige Tomaten
- 1 Würfel Gemüsebrühe
- nach Geschmack Salz
- nach Geschmack Pfeffer
- 1 Portion frischer Basilikum

Zubereitung:

1. Zerkleinern Sie zunächst Zwiebeln und Knoblauch für 4 Sekunden auf Stufe 5 im geschlossenen Mixtopf Ihres Küchenwunder.
2. Dann fügen Sie Olivenöl und Chilipulver hinzu und dünsten das Ganze für 10 Minuten bei 100° C auf der Sanftrührstufe.
3. Danach geben Sie durch die Öffnung im Deckel des Mixtopfes Tomaten, Wein, Basilikum, Salz, Pfeffer und Gemüsebrühe hinzu.
4. Geben Sie die Muscheln in den Varoma und setzen diesen auf den Mixtopf mit der Sauce. Nun stellen Sie Ihren Küchenwunder auf Stufe 1 bis 2 des Varoma ein und lassen alles für 25 bis 30 Minuten garen.
5. Danach geben Sie die Muscheln in eine Schüssel und gießen die Tomatensauce darüber.
6. Servieren Sie die Muscheln mit Baguette oder Weißbrot.

Nussiger Rosenkohl

Für 6 Portionen benötigen Sie:

50 g Walnusskerne

50 g geriebenen Parmesankäse

1 kg Rosenkohl

2 El. Rapsöl

2 El. Balsamico Essig

Muskatnuss

Sel de Fleur

Bunter Pfeffer aus der Mühle

Ihre Zubereitung

1. Den Rosenkohl putzen und waschen, in einem Sieb gut abtropfen lassen.
2. Mixtopf mit Walnusskernen füllen und 5 Sekunden Stufe 6 zerkleinern.
3. Anschließend die zerkleinerten Walnusskerne mit etwas Rapsöl 1 Minute Rührstufe Linkslauf Stufe 2 bei 100 Grad rösten.
4. In den Varoma Balsamico Essig und Rapsöl geben, Rosenkohl zufügen, etwas Sel de Fleur, bunten Pfeffer aus der Mühle, ein wenig Muskatnuss darüber reiben und auf den mit 300 ml Wasser gefüllten Mixtopf setzen.
5. Rosenkohl ca. 25 Minuten Varoma Stufe 1 garen.
6. Anschließend die gerösteten Walnusskerne zugeben, den geriebenen Parmesankäse darüber streuen und nochmal 3 Minuten 100 Grad Varoma Stufe 1 fertig garen.

7th Den überbackenen Walnuß-Rosenkohl auf vorgewärmten Tellern anrichten und servieren. Guten Appetit!

Nährwerte pro Portion:

165 kcal | 8 KH| 16 F | 10 EW

Oeufs Pointus

Für 2 Portionen benötigen Sie:

10 g Schnittlauch-Röllchen

70 g Meerrettich, frisch gerieben

20 g Schmand

4 Eier

Ihre Zubereitung

1. Die Eier in den Gareinsatz geben, Wasser in den Mixtopf füllen und Gareinsatz aufsetzen.
2. Die Eier 14 Minuten Varoma Stufe 1 garen.
3. Die hartgekochten Eier abschrecken, pellen und halbieren.
4. Schnittlauch waschen und im Mixtopf 3 Sekunden Stufe 3 zu Röllchen zerkleinern.
5. Die Eihälften aushöhlen und das Eigelb dazu geben, Schmand und Meerrettich einwiegen und 20 Sekunden Stufe 6 verrühren.
6. Die Eihälften auf eine Platte legen.

7th Einen Spritzbeutel mit der Ei-Schnittlauch-Meerrettich Masse füllen und in die Eihälften spritzen. Mit Schnittlauch-Röllchen garnieren. Guten Appetit!

Nährwerte pro Portion:

190 kcal | 5 KH| 13 F | 13 EW

Olivendressing für Gartensalat

Ergibt ca. 550 ml

Zubereitungszeit: 5 Minuten

Schwierigkeitsgrad: leicht

ZUTATEN

- 30 g Parmesan, in Würfel geschnitten
- 30 g Romano Käse, gewürfelt
- 2-4 Knoblauchzehen
- 250 g Mayonnaise
- 160 ml Weißweinessig

- 30 ml Olivenöl
- 8 Tropfen flüssiger Süßstoff
- ½ TL Thymian
- ½ TL Basilikum (frisch oder getrocknet)
- 1 TL Petersilien-Spitzen
- 30 ml Zitronensaft
- ½ TL Oregano
- ½ TL Salz
- frisch gemahlener Pfeffer

ZUBEREITUNG

Reiben Sie den Käse in dem TM-Messbecher für 10 Sekundenunden / Geschwindigkeit 10 und stellen Sie ihn beiseite.

Nun hacken Sie den Knoblauch für 3 Sekundenunden / Geschwindigkeit 7.

Schaben Sie den Inhalt an den Seiten des Behälters nach unten, dann fügen Sie die restlichen Zutaten hinzu und kombinieren alles für 20 Sekundenunden / Geschwindigkeit 8.

Schaben Sie den Inhalt nochmals nach unten und mischen den geriebenen Käse unter, für 5 Sekundenunden / Geschwindigkeit 2.

Omelette mit Spargelfüllung

Für 2 Portionen benötigen Sie:

250 g grüner Spargel

½ Knoblauchzehe

½ rote Chili

½ Bund Basilikum

2 Stiele Petersilie

10 g Parmesankäse

3 Eier

Salz

Pfeffer aus der Mühle

Ihre Zubereitung

1. Eine Schüssel mit kaltem Wasser und einem Schuß Essig füllen.
2. Das untere Drittel des grünen Spargels schälen, das holzige Ende abschneiden, in ca. 3 cm große Stücke schneiden und ins Essigwasser legen.

3rd Chilischote längs halbieren und gründlich putzen, in den Mixtopf geben. Knoblauch schälen, pressen und ebenfalls dazugeben.

4th Basilikum gründlich unter kaltem Wasser abbrausen und ebenfalls in den Mixtopf geben (einige Blättchen für die Garnitur zurücklegen) und alles zusammen 3 Sekunden auf Stufe 6 zerkleinern. Umfüllen und beiseite stellen.

5th Eier einzeln über einer Tasse aufschlagen und in den Mixtopf geben. Mit den Gewürzen abschmecken, Parmesan und Kräuter dazugeben und 8 Sekunden Stufe 4 gründlich verrühren. Umfüllen und beiseite stellen.

6. 500 ml Wasser in den Mixtopf füllen, Salz und etwas Zucker zugeben, vorbereiteten Spargel in den Varoma geben.
7. Die Eiermischung in den Einlegeboden gießen, aufsetzen und alles zusammen 12 Minuten bei 90 Grad Stufe 2 garen.

8th Omelette herausnehmen, mit Spargel belegen, übereinander klappen und mit Basilikumblättchen garnieren. Guten Appetit!

Nährwerte pro Portion:

204 kcal | 3 KH | 15 g F | 14 EW

Ossobucco an buntem Gemüse

Für 2 Portionen benötigen Sie:

1 Staudensellerie

1 Zwiebel

600 g Beinscheibe vom Kalb (ca. 3 cm dick)

100 g TK Erbsen

1 El. Olivenöl

1½ El. Mehl

75 ml Traubensaft oder Weißwein

½ Knoblauchzehe

175 ml Kalbsfond

1 Tl. Parikapulver rosenscharf

2 Stiele Petersilie

2 bio Apfelsinen

Sel de Fleur

Pfeffer aus der Mühle

Ihre Zubereitung

1. Zwiebeln und Möhre schälen, Staudensellerie putzen und die Fäden abziehen.
2. Gemüse in den Mixtopf geben und 3 Sekunden Stufe 4 grob zerkleinern.
3. Mehl mit Paprikapulver rosenscharf mischen und die abgewaschene, abgetupfte Beinscheibe darin wenden.
4. Knoblauch schälen, Petersilie waschen und trockenschütteln, Blättchen abzupfen.
5. Apfelsine heiß abspülen, trockenreiben und dünn schälen.
6. Knoblauch und Petersilie im Mixtopf 4 Sekunden Stufe 5 fein zerkleinern.

7th Apfelsine im Mixtopf zu Scheiben zerkleinern. Umfüllen und beiseite stellen.

8. Öl in den Mixtopf geben, Beinscheibe 5 Minuten 120 Grad vorgaren. Danach salzen und pfeffern, Zwiebel, Staudensellerie dazugeben, Traubensaft oder Weißwein dazu gießen und verschlossen 20 Minuten 120 Grad Varoma Stufe 2 garen.
9. In der Zwischenzeit Orangen-Knoblauch-Petersilie mischen, nach 20 Minuten dazugeben und weitere 60 Minuten 100 Grad Varoma Stufe 1 fertiggaren.

10th Nun Ossobucco mit der Gewürzmischung bestreuen, auf vorgewärmten Tellern anrichten, mit etwas zurückgelegter Petersilie bestreuen und servieren. Guten Appetit!

Nährwerte pro Portion:

441 kcal | 13 KH | 13 g F | 64 EW

Ostersalat (Low Carb)

Für 2 Portionen benötigen Sie:

50 g Hüttenkäse light

1 hartgekochtes Ei

1 El. Crème fraiche

½ Tl. Dijon-Senf

Sel de Fleur

Pfeffer aus der Mühle

etwas Kardamom

frische Petersilie

Ihre Zubereitung

1. Hartgekochtes Ei pellen in den Mixtopf geben und 3 Sekunden Stufe 6 zerkleinern.
2. Hüttenkäse light, Crème fraiche, Dijon-Senf dazugeben und 8 Sekunden Stufe 6 vermischen.
3. Sel de Fleur, Pfeffer aus der Mühle und Kardamom zufügen, abschmecken und nochmals 4 Sekunden Stufe 6 miteinander vermischen.

4th Umfüllen, nach Belieben mit frischer Petersilie garnieren und servieren. Guten Appetit!

Nährwerte pro Portion:

114 kcal | 9 KH | 2 g F | 7 EW

Panini al formaggio italiano

Für 2 Portionen benötigen Sie:

250 g Emmentaler Käse

250 g Parmaschinken

6 entkernte schwarze Oliven

Petersilie

Schnittlauch

1 El. Distelöl

Ihre Zubereitung

1. Oliven entsteinen und in dünne Scheiben schneiden.
2. Parmaschinken einzeln auslegen, mit je 1 Scheibe Emmentaler Käse belegen.

3rd Olivenscheibchen darauf verteilen.

4. Petersilie kurz unter kaltem Wasser abbrausen, im Mixtopf 3 Sekunden Stufe 5 zerkleinern und die Oliven damit bestreuen.
5. Etwas Petersilie zurück lassen für die Garnierung.
6. Schinken mit Belag zusammenrollen und evtl. Mit einem Zahnstocher fixieren. Guten Appetit!

Nährwerte pro Portion:

865 kcal | 57 KH| 0,4 F | 71 EW

Paprika mit Cremehäubchen

Für 2 Portionen benötigen Sie:

100 g Bergkäse würzig

2 mittelgroße rote Paprika

2 mittelgroße gelbe Paprika

20 g Schnittlauch (etwa ½ Bund)

1 El. Zitronensaft (frisch gepresst)

200 Frischkäse light

1 El. Creme fraiche

Salz

Pfeffer aus der Mühle

Koriander

Ihre Zubereitung

1. Würzigen Bergkäse in den Mixtopf geben und 6 Sekunden Stufe 6 zerkleinern.
2. Schnittlauch waschen und ebenfalls im Mixtopf 3 Sekunden Stufe 5 zerkleinern.
3. Frischkäse light dazugeben und alles zusammen 8 Sekunden stufe 89 miteinander gut vermengen.
4. Zitronensaft und Creme fraiche zufügen und weitere 6 Sekunden Stufe 6 gut vermengen.
5. Mit Salz, Pfeffer aus der Mühle und etwas Koriander abschmecken.
6. Paprika halbieren, die weißen Häutchen und Kerne entfernen, abwaschen und trockentupfen.
7. Die fertige Creme in einen Spritzbeutel füllen und die Paprikahälften damit befüllen.

8th Mit etwas zurückgelegten Schnittlauch-Röllchen garnieren. Guten Appetit!

Nährwerte pro Portion:

317 kcal | 19 KH| 18 F | 19 EW

Paprika mit Kalbsfüllung

Für 2 Portionen benötigen Sie:

2 rote Paprika (je 200 g)

20 g grüne Oliven ohne Stein

20 g Kapern

1 Sardellenfilet

½ Low Carb Brötchen (altbacken)

1 Knoblauchzehe

1 rote Zwiebel

1 Zweig Thymian

2 Lorbeerblätter

1 El. Olivenöl

150 g mageres Tatar

150 g Kalbshack

1 Ei

75 g Hüttenkäse (13% Fett)

1 El. Paprikapulver edelsüss

150 ml Geflügelfond

75 Weißwein

Salz

Pfeffer aus der Mühle

Ihre Zubereitung

1stZwiebel schälen, Kapern, Oliven und Sardellen in einem kleinen Sieb abtropfen lassen, mit den Zwiebeln in den Mixtopf geben, Meßbecher aufsetzen und 3 Sekunden auf Stufe 5 zerkleinern. Knoblauch pressen und dazugeben.
2. Altbackenes Brötchen in Wasser einweichen, danach ausdrücken.
3rd Von den Paprikas einen Deckel abschneiden, die Kerne und Innenhäutchen entfernen und abwaschen. Die Tomaten waschen und halbieren.
4. Das Rinder- und Kalbshack mit den Gewürzen, Hüttenkäse und Ei zum Gemisch in den Mixtopf geben, die Kräuter dazu und im Linkslauf 30 Sekunden auf Stufe 3 miteinander vermengen.
5. Die ausgehöhlten Paprika mit der Hackmischung füllen und mit der Öffnung nach oben in den Varoma setzen. Lorbeerblatt daneben legen, mit Weißwein und Gemüsefond befüllen und verschließen.
6. Nun 45 Minuten bei Stufe 2 garen.
7th Die fertig gegarten Paprika auf Tellern anrichten, garnieren und servieren. Guten Appetit!

Nährwerte pro Portion:

579 kcal | 7 KH | 22 g F | 63 EW

Paprikacreme mit Kräutern

Zutaten für 4 Portionen:

Kräuter:

- 2 Stangen Schnittlauch
- 2 Bündel Petersilie
- 2 EL Kresse
- 8 Blätter frische Basilikum

- 1 rote Paprika
- 1 kleine Zwiebel
- 50g Pinienkerne
- 25g Tomatenmark
- 400g Schmand
- 1 TL Paprika Pulver
- Salz und Pfeffer zum Abschmecken

Zubereitung:

1. 1.Geben Sie zuerst die Kräuter und die Pinienkerne in den Küchenwunderer. Lassen Sie alles für 5 Sekunden auf Stufe 8 zerkleinern.

2. Schieben Sie die Kräuter und die Pinienkerne am Rand mit dem Spatel zurück auf den Boden des Küchenwunderers. Geben Sie nun das Tomatenmark und die Zwiebeln hinzu und lassen alles erneut für 7 Sekunden auf Stufe 5 laufen, bis alles zerkleinert ist.

3. Im letzten Schritt geben Sie die restlichen Zutaten hinzu und lassen es abschließend 15 Sekunden auf Stufe 5 laufen.

4. Füllen Sie die Paprikacreme in eine Schale und lassen sie sich als Dipp oder als Aufstrich schmecken.

Parmaschinken an Gemüsecreme

Für 4 Portionen benötigen Sie:

1 rote Zwiebel (gehackt)

2 El.Sellerieraspel

2 El. Karottenraspel

2 El. Pfefferkörner gelb

2 El. Pfefferkörner grün

2 El. fettreduzierte Butter

1 El. Mandelmehl

150 ml Sojamilch

15 ml Geflügelfond

500 g Parmaschinken

Ihre Zubereitung

1. Fettreduzierte Butter in den Mixtopf geben, Gemüseraspel und Zwiebelwürfel zugeben und 5 Minuten Varoma Stufe 1 dünsten.
2. Geflügelfond, Sojamilch, Pfefferkörner gelb und grün zufügen und weitere 10 Minuten Varoma Stufe 1 garen.
3. Mandelmehl darüberstreuen, mit Gewürzen nach Belieben abschmecken und nochmals 1 Minute Varoma Stufe 1 garen.

4th Den Schinken in breite Streifen schneien, das fertige Cremegemüse auf Tellern anrichten, mit Schinken dekorativ belegen, nach Belieben mit Petersilie bestreuen und servieren. Guten Appetit!

Nährwerte pro Portion:

107 kcal | 7 KH| 8 F | 2 EW

Pasta mit Meeresfrüchten

Für 2 Portionen benötigen Sie:

900 g Spaghettikürbis

250 g Crevetten

250 g Scampi

2 Tl. Basilikum

1 Tl. Petersilie

1 Tl. Olivenöl

1 Tl. Fresh Lemon Juice

Pfeffer aus der Mühle

Ihre Zubereitung

1. Spaghettikürbis längs halbieren und die Kerne entfernen.
2. Küchenwunder mit 500 ml Wasser füllen, den vorbereiteten Spaghettikürbis leicht salzen und pfeffern.
3. In die Varomaschale den Spaghettikürbis mit der Wölbung nach oben setzen und etwa 25 Minuten 80 Grad Varoma Stufe 1 garen,
4. Crevetten und Scampi gründlich waschen und in einem Sieb abtropfen lassen.
5. Den fertig gegarten Spaghettikürbis herausnehmen, das Fruchtfleisch mit einer Gabel herauslösen und in den Mixtopf geben.
6. Oliven dazu, mit Fresh Lemon Juice beträufeln, etwas Pfeffer aus der Mühle und Basilikum darüber geben und 2 Minuten 100 Grad Varoma Stufe 2 garen.

7th Auf Tellern anrichten , mit Petersilie garnieren und servieren. Guten Appetit!

Nährwerte pro Portion:

312 kcal | 10 KH| 15 F | 44 EW

Pikanter Schinkenaufstrich

Für 1 Portion benötigen Sie:

½ Zwiebel
½ Bund Petersilie

150 g Kochschinken
200 g Frischkäse
1 TL Kräutersalz

Ihre Zubereitung:

1. Zerkleinern Sie zunächst die Petersilie mit der Zwiebel im Mixtopf auf Stufe 5 für 3 Sekunden.
2. Dann rollen Sie den gekochten Schinken zusammen und schieben ihn durch die Öffnung im Deckel des Mixtopfes und zerkleinern alles für weitere 5 Sekunden auf Stufe 5.

Danach geben Sie Kräutersalz und Frischkäse dazu und vermengen alles gut miteinander, indem Sie den

Küchenwunder für 5 Sekunden auf Stufe 3 einstellen

Pilzsuppe

3 Portionen

Zubereitungszeit: 32 Minuten

Schwierigkeitsgrad: leicht

ZUTATEN

- 1 Knoblauchzehe
- ½ kleine Zwiebel, geschält, halbiert
- 1 Sellerie, grob gehackt
- 10 ml Olivenöl
- 100 g Champignons, in Scheiben geschnitten
- 10 g Butter
- 2 Hähnchenflügel
- ½ EL Steinpilzpulver
- 1 EL TM-Mix für Brühe
- 500 ml Wasser
- Salz und Pfeffer nach Geschmack
- Sahne oder Creme fraiche zum Garnieren

- frischer Dill zum Garnieren
- ½ TL Thymian (frisch oder getrocknet)
- ½ EL frischer Zitronensaft

ZUBEREITUNG

Zuerst die Zwiebel und den Knoblauch für 3 Sekunden / Geschwindigkeit 5 hacken.

Gießen Sie das Öl dazu braten Sie die Mischung für 3 min / MB/Deckel ab / Varoma / Geschwindigkeit 1.

Dann fügen Sie Butter, Steinpilzpulver und Pilze hinzu und braten für weitere 3 min / 100°C / MB/Deckel ab / Geschwindigkeit 1.

Gießen Sie die Brühe, das Wasser und den Thymian dazu; legen Sie die Hähnchenflügel in den Simmerkorb und kochen Sie alles für 25 min / 100°C / Geschwindigkeit 1.

Wenn Sie fertig sind, fügen Sie den Zitronensaft hinzu, garnieren die Suppe mit einem kleinen Löffel Sahne und einer Prise frischem Dill, würzen nach Geschmack mit Salz und Pfeffer und servieren sie heiß.

Poularde an Fenchel mit Zitronen-Weißwein Sauce

Für 2 Portionen benötigen Sie:

½ Poularde (küchenfertig zerlegt)

1 große Fenchelknolle

½ El. Fenchelsaat

½ Zitrone

50 ml Weißwein

3 El. trockener Wermut

100 ml Geflügelfond

2 El. Distelöl

½ Tl. weiße Pfefferkörner

1 Sternanis

1 Msp. Zimt

Sel de Fleur

Pfeffer aus der Mühle

Ihre Zubereitung

1. Fenchelsaat, Pfefferkörner, Sternanis und Zimt und ½ Tl. Sel de Fleur im Mixtopf 5 Sekunden Stufe 8 zerkleinern.
2. Poulardenteile abwaschen, trockentupfen und mit Gewürzmischung komplett einreiben.
3. Fenchel putzen, waschen und in längliche Scheiben hobeln.

4th Zitrone auspressen, beiseite stellen.

5. Poulardenteile in den Varoma geben, Fenchel dazulegen und mit Sel de Fleur und Pfeffer aus der Mühle kräftig würzen.
6. Varoma verschließen und 5 Minuten 100 Grad Varoma Stufe 1 vorgaren.
7. Geflügelfond, 1 El. Zitronensaft Weißwein und Wermut dazugeben und 50 Minuten Varoma Stufe 1 garen.
8. Wer mag kann die Poulardenteile anschließend noch 15 Minuten im Backofen bei 220 Grad backen, damit die Haut schön knusprig wird.
9. Das Gemüse aus dem Fenchelsud nehmen, warm stellen und den Sud noch ca. 3 Minuten einkochen.

10thGemüse auf vorgewärmten Tellern anrichten, Gemüse dazulegen und mit etwas eingekochtem Sud beträufeln. Guten Appetit!

Nährwerte pro Portion:

585 kcal | 4 KH | 31 g F | 69 EW

Prawn Saganaki

2 Portionen

Zubereitungszeit: 40 Minuten

Schwierigkeitsgrad: leicht

Zutaten:

- 1 Knoblauchzehe
- ¼ Zwiebel

- 10 g natives Olivenöl extra
- 200 g Tomaten
- ½ Zweig Thymian Blätter
- 2 Salbeiblätter
- ½ Zweig Oregano
- ½ TL Gemüsebrühe-Paste
- 1 EL Tomatenmark
- 15 g Weißwein
- 200 g Garnelen
- 50 g Fetakäse
- 500 g Wasser

ZUBEREITUNG:

Hacken Sie die Zwiebel und den Knoblauch in der TM-Schüssel für 3 Sekunden mit Geschwindigkeit 5 und kratzen an den Seiten der Schüssel mit einem Spatel ab.

Gießen Sie das Olivenöl in eine Pfanne und braten und für 3 min bei 100°C mit Geschwindigkeit 2.

Fügen Sie die Tomaten und Kräutern dazu und pürieren diese für 10 s mit Geschwindigkeit 7.

Kratzen Sie die Schüssel an Seiten nach unten ab und fügen Sie das Tomatenmark und den Weißwein hinzu und mischen für 3 Sekunden mit Geschwindigkeit 4.

Nehmen Sie sich eine flache Auflaufform, die in den Varoma leicht passt. Gießen Sie die Hälfte der Sauce in die Schüssel; legen Sie die Garnelen auf die Soße und dann die restliche Sauce auf die Schicht Garnele. Nun den Fetakäse über die Garnelen zerbröseln.

Gießen Sie das Wasser in die TM-Schüssel und legen Sie die Backform in den Varoma.

Dann wird Dampf für 25 min / Varoma / speed1

Garnieren Sie mit gehackter Petersilie und servieren mit gerösteten Brotscheiben, falls gewünscht.

Putenfilet mit Nußkruste an Blattspinat

Für 2 Portionen benötigen Sie:

2 Putenbrust Filet

20 g Low Carb Paniermehl

2 Tl. Fettreduzierte Butter

1 Ei

1 El. Distelöl

1 rote Zwiebel

15 g Cashewkerne (geröstet und gesalzen)

Muskatnuss (frisch gerieben)

1 Knoblauchzehe

Salz

Cayennepfeffer

250 g Blattspinat

Ihre Zubereitung

1. Putenbrust Filet waschen und trockentupfen.

2nd Blattspinat gründlich waschen und gut abtropfen lassen. (TK Blattspinat auftauen lassen).

3rd Das Ei verquirlen, Paniermehl mit zerkleinerten Cashewkernen mischen. Ei und Paniermehlmischung jeweils auf einen separaten Teller geben.

4. Das Fleisch zuerst würzen, dann in Ei und Paniermehl wenden.
5. Zwiebel und Knoblauch schälen und im Mixtopf 3 Sekunden Stufe 4 zerkleinern.
6. Öl dazugeben, Spinat einfüllen und mit Salz, Pfeffer und frisch geriebener Muskatnuss würzen und etwa 5 Minuten Varoma Stufe 1 dünsten.

7. Öl in einer beschichteten Pfann erhitzen und die Putenbrustfilets darin von jeder goldbraun braten. Anschließend bis zum Servieren in den auf 80 Grad vorgeheizten Backofen stellen.
8th Blattspinat auf Tellern anrichten, Putenbrust Filet daraufgeben und servieren. Guten Appetit!

Nährwerte pro Portion:

398 kcal | 10 KH| 22 F | 37 EW

Puten-Frikadellen

Für 8 Stück benötigen Sie:

500 g Putenhackfleisch
50 g Zwiebeln
1 Knoblauchzehe
80 g Feta
1 TL Salz
1 Prise Chili
Pfeffer
etwas Muskat
Pflanzenöl zum Anbraten

Ihre Zubereitung:

1. Zerkleinern Sie zunächst Zwiebel und Knoblauch Im Mixtopf für 4 Sekunden auf Stufe 5, wobei Sie immer wieder mit dem Spatel alles nach unten schieben sollten, damit alles gleichmäßig zerkleinert wird.
2. Dann geben Sie das Hackfleisch sowie die Gewürze dazu und vermengen alles für 30 Sekunden auf Stufe 3.
3. Entnehmen Sie dem Mixtopf die Fleischmasse und formen Sie daraus 6 bis 8 Frikadellen.
4. Erhitzen Sie nun in einer Pfanne das Pflanzenöl und braten Sie die Frikadellen von beiden Seiten knusprig braun.

Putenschnitzel an Paprikacreme

Für 2 Portionen benötigen Sie:

2 kleine Putenschnitzel

1 El. geriebenen Parmesankäse

1 El. Vollkornmehl

2 Paprikaschoten

2 Schalotten

1 El. Olivenöl

1/8 l Gemüsebrühe

Salz

bunter Pfeffer aus der Mühle

Ihre Zubereitung

1. Schalotten schälen, Paprika waschen, halbieren, die weißen Häutchen und Kerne entfernen.
2nd In den Mixtopf geben und 3 Sekunden auf Stufe 5 zerkleinern. Gemüsebrühe zugeben und 10 Minuten Varoma bei 100 Grad Stufe 1 garen. Anschließend auf Stufe 5 pürieren.
3rd Putenschnitzel waschen, trockentupfen.
4. Mehl und Parmesankäse mischen, die Putenschnitzel damit panieren.
5. Olivenöl in eine beschichtete Pfanne geben und die panierten Putenschnitzel darin 2 Minuten auf jeder Seite an.
6th Die Schnitzel auf vorgewärmte Teller geben, Paprikacreme darauf anrichten und servieren. Guten Appetit!

Nährwerte pro Portion:

253 kcal | 15 g KH | 11 g F | 26 g EW

Putensteak mit grünem Pfeffer

Für 2 Portionen benötigen Sie:

2 dünne Putenschnitzel

15 ml Sojacreme

2 El. Cranberrysaft (alternativ Weißwein)

1 Bund Schnittlauch

1 Knoblauchzehe

1½ Schalotte

1½ Tl. eingelegte grüne Pfefferkörner

1 El. Distelöl

Salz

Pfeffer aus der Mühle

Ihre Zubereitung

1. Eingelegte grüner Pfefferkörner in einem kleinen Sieb gut abtropfen lassen. Sobald sie gut abgetropft sind, in einem Mörser oder mit einem breitem Messer grob zerdrücken.
2. Knoblauch und Zwiebel schälen, in den Mixtopf geben.

3rd Schnittlauch gut abbrausen, trockentupfen, ebenfalls in den Mixtopf geben. Alles zusammen 3 Sekunden Stufe 3 zerkleinern.

4. Putenschnitzel waschen, trockentupfen, salzen und pfeffern, in den Varoma Einlegeboden legen, Einlegeboden aufsetzen und 3 Minuten 100 Grad Varoma Stufe 1 garen.
5. Nun Schalotten und Knoblauch zugeben und weitere 15 Minuten 100 Grad Varoma Stufe 1 garen. Putensteak in Alufolie gewickelt in den 80 Grad vorgewärmten Backofen stellen.
6. In den Mixtopf zum Bratensud die Pfefferkörner und 2 El. Lake dazugeben, mit Weinbrand ablöschen, die Sojacreme zugeben und 2 Minuten im Mixtopf 2 Minuten Stufe 8 köcheln.
7. Danach für 1 Minute die Putensteaks dazugeben. Evtl. mit Salz und Pfeffer aus der Mühle nochmals abschmecken.
8. Die Sauce sollte cremig eingekocht sein.

9th Auf vorgewärmten Tellern anrichten, mit etwas Petersilie garnieren und servieren. Guten Appetit!

Nährwerte pro Portion:

320 kcal | 2 KH | 16 g F | 38 EW

Radish Eggs

Für 2 Portionen benötigen Sie:

1 Bund Radieschen

2 mittelgroße Hühnereier

500 ml Wasser

Salz

Schnittlauch zum Garnieren

Ihre Zubereitung

1. Radieschen putzen, abwaschen und mittels Küchenwunder TM5 grob stifteln.
2. Wasser in den Mixtopf geben, die Eier in den Gareinsatz legen und verschließen.
3. 14 Minuten Varoma Stufe 1 die Eier hart garen.
4. Radieschenraspel mit Salz bestreuen und mithilfe des Spatels locker mischen
5. Die Eier abschrecken, pellen und halbieren.
6. Das Eigelb mit Radieschenraspeln in den Mixtopf füllen und 20 Sekunden vermischen.

7th Die Eihälften mit der Mischung füllen, Schnittlauch darüber streuen und servieren. Guten Appetit!

Nährwerte pro Portion:

221 kcal | 1 KH| 5 F | 13 EW

Reis á la Low Carb

Für 2 Portionen benötigen Sie:

1 frischer bio Blumenkohl

500 ml Wasser

1 Tl. Salz

Ihre Zubereitung

1. Die Blätter vom Blumenkohl entfernen, den Strunk keilförmig herauslösen und den Kopf ca. 5 Minuten in kaltes Salzwasser legen.
2. Danach gründlich unter fließend kaltem Wasser abspülen.
3. Den Blumenkohl im Mixtopf 3 Sekunden Stufe 6 zerkleinern und in den Siebeinsatz füllen.
4. 500 ml Wasser in den Mixtopf füllen und das Salz dazu geben.

5th Siebeinsatz aufsetzen und 20 Minuten Varoma Stufe 1 den „Reis" gar ziehen lassen. Guten Appetit!

Nährwerte pro Portion:

50 kcal | 0,6 KH| 10 F | 4 EW

Rinderfilet an Ingwerspiegel

Für 2 Portionen benötigen Sie:

200 g Rinderfilet

1 El. Sesam (nicht geschält)

¼ Limette

½ Stk. Ingwer

1 El. Birnensaft (alternativ Mirin

¾ Tl. Sesamöl

1 El. Rapsöl

40 g Enokipilz

½ El. Sojasauce

25 g Mizuna (alternativ: gemischte Babysalate)

Sel de Fleur

Pfeffer aus der Mühle

Ihre Zubereitung

1. Limette pressen, Ingwer schälen und in den Mixtopf geben.
2. Knoblauchzehe schälen, durch die Knoblauchpresse auf den Ingwer geben.
3. Ingwer und Knoblauch 2 Sekunden Stufe 6 zerkleinern.

4th Umfüllen und beiseite stellen.

5. Sesam und Öl in den Mixtopf geben und 2 Minuten 120 Grad Varoma Stufe 2 rösten, beiseite stellen.

6th Mizuna und Enokipilze waschen und säubern. Das Stielende der Enokipilze abschneiden. Beides trockentupfen, beiseite stellen.

7. Ingwersaft und Sesamöl, das restliche Rapsöl mit Limettensaft, Mirin- und Sojasauce, Salz und Pfeffer aus der Mühle im Mixtopf 4 Sekunden Stufe 6 vermixen.
8. Öl in einer beschichteten Pfanne erhitzen, Rinderfilet hineingeben und von jeder Seite scharf anbraten.
9. Salat zum Fleisch in die Pfanne geben.

10th Mizuna mit der Marinade mischen. Das Rinderfilet auf Tellern anrichten, Mizuna rundherum verteilen, einen Spiegel mit der restlichen Marinade ziehen, mit Sesam bestreuen und servieren. Guten Appetit!

Nährwerte pro Portion:

227 kcal | 2 KH | 13 g F | 23 EW

Rindfleischklopse an Gemüse

Für 2 Portionen benötigen Sie:

200 g Rinderhackfleisch (Tatar)

1 Ei

½ rote Zwiebel

½ El. Tomatenchutney

½ Tl. Dijon-Senf

½ El Worcestersauce

200 g rote Tomaten

200 g gelbe Tomaten

½ Kopf Friséesalat (etwa 100 g)

½ Bund Schnittlauch

40 g grüne Oliven mit Stein

2 El. Olivenöl

Rohrzucker

½ El. Balsamico Essig

Salz

bunter Pfeffer aus der Mühle

Ihre Zubereitung

1. Zwiebel schälen und im Mixtopf 3 Sekunden Stufe 6 zerkleinern.
2. Das Ei trennen und Eigelb mit Zwiebel, Tatar, Senf, Tomatenchutney, Salz und buntem Pfeffer aus der Mühle in den Mixtopf geben.
3. Worcestersauce dazugeben und alles gut miteinander vermischen. Mixtopf Stufe 8 für etwa 4 Sekunden.
4. 4 Klopse daraus formen und beiseite stellen.
5. Tomaten waschen und putzen, mit dem Schnitzelwerk zu schönen Scheiben schneiden.
6. Die Tomaten dekorativ auf Tellern anrichten.
7. Friséesalat waschen und trockenschleudern, in kleine Stücke zupfen und auf den Tomaten verteilen.
8. Oliven und Schnittlauch im Mixtopf 2 Sekunden Stufe 4 zerkleinern und auf den Salat streuen.
9. Olivenöl mit Essig und 1 Prise Zucker im Mixtopf 3 Sekunden Stufe 6 vermixen und über den Salat träufeln.
10. Etwa 500 ml Wasser in den Mixtopf gießen, die Klopse in den Varoma nebeneinander legen und 3 Minuten Varoma Stufe 1 garen.

Nährwerte pro Portion:

339 kcal | 8 KH | 18 g F | 34 EW

Romanischer Seelachs

Für 2 Portionen benötigen Sie:

1 Romanesco

2 kleine Zwiebeln

20 g gehackte Mandeln

40 g grüne Oliven (ohne Stein)

1 Knoblauchzehe

300 g Seelachsfilet

½ Zitrone

2 Stiele Majoran

Salz

Pfeffer aus der Mühle

Ihre Zubereitung

1. Seelachsfilet waschen, trockentupfen, evtl. Gräten entfernen und in 3 cm große Stücke schneiden.
2. Romanesco waschen und in einem Sieb abtropfen lassen oder in einer Salatschleuder trockenschleudern.
3. Zwiebeln und Knoblauch schälen, mit Oliven in den Mixtopf geben und 3 Sekunden Stufe 4 zerkleinern.

4th Majoran waschen und Blätter abzupfen. Zitrone auspressen.

5. Öl in den Varoma geben, Seelachsfilet hineingeben, mit Romanesco bedecken, Mandeln, Zwiebeln und Knoblauch dazulegen.
6. Die Gewürze zugeben und die Oliven darauf legen.
7. Im geschlossenen Varoma 4 Minuten 100 Grad Stufe 1 garen.
8. Mit 2 El. Zitronensaft und 2 El. Wasser ablöschen und weitere 1 Minuten Varoma 100 Grad Stufe 1 garen.

9th Auf vorgewärmten Tellern anrichten, mit Majoran bestreuen und sofort servieren. Guten Appetit!

Nährwerte pro Portion:

373 kcal | 7 KH | 20 g F | 40 EW

Rosmarin Pilz Beilage

Für 2 Portionen benötigen Sie:

20 g Parmesankäse

100 g Steinpilze

100 g braune Champignons

100 g Pfifferlinge

1 bio Zitrone

1 ½ El. Distelöl

1 Tl. Meersalz

Msp. Koriander

Frische Petersilie

Frischer Schnittlauch

1 Zweig Rosmarin

Ihre Zubereitung

1. Backofen auf 180 Grad Umluft (200 Grad Ober-/Unterhitze) vorheizen.
2. Braune Champignons, Steinpilze und Pfifferlinge (am besten alle frisch) unter kaltem Wasser gründlich abbrausen, das untere Ende des Stiels abschneiden.
3. Zitrone mit heißem Wasser abwaschen und die Schale fein abreiben. Anschließend die Zitrone auspressen und durch ein kleines Sieb seihen.

4th Rosmarinnadeln vom Stiel streifen und mit Distelöl und Zitronensaft in den Mixtopf geben. Zusammen etwa 56 Sekunden Stufe 6 miteinander vermixen.

5. Die gesäuberten , trockenen braunen Champignons, Steinpilze und Pfifferlinge in eine Auflaufform setzen, etwa die Hälfte der Würzmischung einfüllen und 10 Minuten und in den vorgeheizten Backofen stellen.
6. Nach 10 Minuten die Form aus dem Ofen nehmen, die restliche Würzmischung über die Pilzmischung träufeln, mit Parmesan bestreuen und fertig backen.

7th Eine köstliche Low Carb Beilage zu Pasta Gerichten. Guten Appetit!

Nährwerte pro Portion:

150 kcal | 6 KH| 10 F | 8 EW

Rote Bete und Schwarze Bohnenballchen

32 Portionen

Zubereitungszeit: 40 Minuten

Level: mittel

ZUTATEN:

- 800 Gramm Schwarze Bohnen aus der Dose, (entwässert)
- 2 Rote Beete, halbiert
- 4 EL Chia Samen
- 2 Knoblauchzehen
- 1 rote Zwiebel
- 1 Bund frischer Koriander
- 340 Gramm Haferflocken
- 2 TL Chilipulver
- 2 TL Korianderpulver
- 2 TL Paprika
- 2 TL Salz (je nach Geschmack)
- 1/4 TL Cayennepfeffer
- Saft von 4 Limetten

Für die Avocadocreme

- 4 reife Avocados
- 1 Bund frischer Koriander
- Saft von 2 Limetten
- 1 Teelöffel Salz (nach Geschmack)

ZUBEREITUNG:

Heizen Sie den Backofen auf 175 Grad vor.

Anschließend Knoblauch, Zwiebeln und frischen Koriander für 3 Sekunden auf Stufe 7 zerkleinern und beiseite stellen.

Zerkleinern Sie die Rote Bete für 5 Sekunden auf Stufe 9. Wenn Sie fertig sind, schieben Sie die Masse mit dem Spatel nach unten.

Fügen Sie Haferflocken, Chia Samen und die Schwarzen Bohnen zusammen mit allen Gewürzen hinzu, für 10 Sekunden auf Stufe 7 zerkleinern. Masse mit dem Spatel nach unten schieben.

Mischen Sie das zuvor verarbeitete Knoblauch- und Zwiebelgemisch unter für 15 Sekunden auf Stufe 5/rückwärts. Wiederholen Sie diesen Schritt, bis die Mischung in ihrer Konsistenz glatt ist.

Aus der fertigen Mischung formen Sie mit Hilfe von einem Esslöffel kleine Bällchen. Diese wälzen Sie dann einzeln in Sesam.

Legen Sie die Kugeln auf ein gefettetes Backblech und backen sie 30-35 Minuten.

Servieren Sie die Schwarze Bohnenbällchen mit Avocadocreme.

Die Avocadocreme

Alle Zutaten in den Mixtopf geben und für 15 Sekunden auf Stufe 5 verrühren.

Masse nach unten schieben und mit dem Rühraufsatz (Schmetterling) für 30 Sekunden auf Stufe 4 aufschlagen. Fertig ist der Dip.

Saiblingsröllchen

Für 2 Portionen benötigen Sie:

1 Salatgurke

1 Zwiebel

4 Saiblingfilet (á 150 g)

10 Stiele Kerbel

4 Tl. Senf

150 ml Gemüsebrühe

2 El. Crème-légère

50 ml Weißwein

Salz

Pfeffer aus der Mühle

Ihre Zubereitung

1stSaiblingfilets waschen und trockentupfen.
2. Zwiebel und Gurke schälen. Die Gurke halbieren und mithilfe eines Teelöffels die Kerne herausschieben.
3. Die Gurkenhälften in 5 cm lange Streifen schneiden.
4. Kerbel waschen, 1 Stiel Kerbel mit der Zwiebel in den Mixtopf geben und 3 Sekunden Stufe 4 grob zerkleinern.
5th Die Saiblingfilets auf ein Küchenbrett legen, mit je 1 Teelöffel Senf bestreichen und mit den Gewürzen bestreuen. Zum Schluß den zerkleinertes Kerbel-Zwiebelgemisch daraufgeben.
6. Varoma Einlegeboden mit Backpapier auskleiden, die Dampfschlitze frei lassen.
7th Jedes Filet zu einem Röllchen fest einrollen und in den Einlegeboden geben. Evtl. die Röllchen mit Garn oder Zahnstochern fixieren.
8. Die restlichen Zwiebel und Gurkenstreifen rundum mit einlegen.
9. Einlegeboden einsetzen und 15 Minuten Varoma Stufe 1 garen. Herausnehmen und im vorgeheizten Backofen (80 Grad) warm halten.
10thMixtopf mit Gemüsebrühe und Weißwein füllen, Gewürze zugeben und 3 Minuten 100 Grad Stufe 2 kochen. Zum Schluß Crème-légère zugeben und nochmals 20 Sekunden unterrühren.
11thSaiblingröllchen auf vorgewärmten Tellern anrichten, mit der Sauce beträufeln, den restlichen Kerbel darauf garnieren und servieren. Guten Appetit!

Nährwerte pro Portion:

388 kcal | 7 g KH | 11 g F | 61 g EW

Sandwich Frischekick

Für 2 Portionen benötigen Sie:

90 g Magerquark

40 g Haferkleie

2 Teel. Backpulver

2 Eier

Ihre Zutaten für den Belag:

2 Scheiben Käse

2 Scheiben mageren Schinken

2 Eßl. Kräuterfrischkäse

etwas Sel de Fleur

Ihre Zubereitung

1. Haferkleie und Backpulver trocken miteinander vermischen und in den Mixtopf füllen.

2nd Den Magerquark, ein wenig Salz und Eier dazugeben. und alles im geschlossenen Mixtopf auf Stufe 4 für 20 Sekunden vermischen. In eine Schüssel umfüllen und ca. 10 Minuten quellen lassen.

3rd In ein mikrowellengeeignetes Gefäß geben und ca. 3 Minuten erhitzen. Alternativ in eine kleine Springform oder Kastenform füllen und im Backofen bei 180 Grad ca. 25 Minuten backen. Die Backzeit kann je nach Backofen variieren.

4. Nach dem Auskühlen entweder mittig durchschneiden oder in kleinere Scheiben schneiden, mit Kräuter Frischkäse bestreichen, mit Käse und Schinken belegen, servieren.

5th Alternativ eine 2.Scheibe auflegen und im Sandwichtoaster backen. Voilá, gefülltes Sandwich. Guten Appetit!

Nährwerte pro Portion:

390 kcal | 15 g KH |23 g F | 29 g EW

Sauce Hollandaise (Low Carb)

Für 1 Rezept benötigen Sie:

50 ml Magermilch 1,5 %

1 Tl. mittelscharfer Senf

1 Eigelb

2 El. frisch gepresster Limettensaft

etwas Estragon

etwas Kardamom

Salz

Ihre Zubereitung

1. Den Rühraufsatz einsetzen und Milch im Mixtopf bei 70 Grad erhitzen, nicht kochen, umfüllen und beiseite stellen.
2. Eigelb und Limettensaft in den Mixtopf geben und 4-5 Minuten bei 70 Grad Stufe 4 erwärmen.
3. Danach langsam die erwärmte Milch zugeben. Diese vorsichtig und langsam in einem dünnen Strahl am Meßbecher vorbei auf das laufende Messer rinnen lassen.
4. Mit Salz, Pfeffer, Kardamom und Estragon abschmecken und nochmals 1 Minute 70 Grad Stufe 4 fertig wärmen.
5. Umfüllen und sofort servieren. Guten Appetit!

Nährwerte pro Rezeptmenge:

139 kcal | 10 KH | 8 g F | 7 EW

Schafskäse-Schnittlauch Creme

Zutaten für 4 Portionen:

- 2 Knoblauchzehen
- 16 schwarze, entkernte Oliven
- 1 abgerupfte Stange Rosmarin
- 4 Stangen Schnittlauch
- 250g Schafskäse
- 20g Tomatenmark
- 1 TL Oregano
- Salz und Pfeffer zum Abschmecken

Zubereitung:

1. Schälen Sie den Knoblauch und geben diesen zusammen mit den Oliven und dem Schnittlauch in den Küchenwunderer, um alles 5 Sekunden auf der Stufe 5 zerkleinern zu lassen.
2. Geben Sie nun die restlichen Zutaten hinzu und lassen alles für weitere 15 Sekunden auf der Stufe 4 zu einer gleichmäßigen Creme vermengen. Sie können jetzt noch alles etwas mit Salz und Pfeffer abschmecken.

Scharfes Fischtöpfchen

Für 2 Portionen benötigen Sie:

400 g Zanderfilet (ohne Haut)

1 rote Zwiebel

1 gelbe Paprika

1 rote Paprika

1 El. Scharfe Paprikapaste

½ Knoblauchzehe

2 El. Pernod

250 ml Gemüsebrühe

1 El Olivenöl

1 Stiel Dill

½ Tl. Kümmel

1 El. Scharfes Paprikapulver

Salz

bunter Pfeffer aus der Mühle

Ihre Zubereitung

1. Paprikaschoten halbieren, Häutchen und Kerne entfernen und gründlich unter kaltem Wasser abwaschen.
2. Zanderfilets abwaschen, trockentupfen, evtl. Gräten entfernen, in den Mixtopf geben.
3. Zwiebel schälen, in den Mixtopf geben.
4. Gesäuberte Paprika ebenfalls zufügen und 2 Sekunden Stufe 4 grob zerkleinern.
5. Kümmel und Olivenöl zugeben und 2 Minuten 100 Grad Varoma Stufe 2 garen.
6. Nun die Paprikapaste und scharfes Paprikapulver zufügen, die Gemüsebrühe angiessen, Salz, Pfeffer aus der Mühle und Pernod mit hineingeben.
7. Obenauf das zerkleinerte Zanderfilet geben und alles zusammen 14 Minuten 100 Grad Varoma Stufe 1 garen.

8th Fischtöpfchen auf vorgewärmten Tellern anrichten, mit Dill garnieren und servieren. Guten Appetit!

Nährwerte pro Portion:

285al | 10 KH | 7g F | 41 EW

Schnelle Quiche (Low Carb)

Für 2 Portionen benötigen Sie:

4 Eiweiß

16 Scheiben Parmaschinken

270 g Magerquark light

2 Eier

etwas geriebenen Emmentaler

Gemischte Gartenkräuter

2 Frühlingszwiebel

Salz

Pfeffer aus der Mühle

etwas Paprikapulver

Ihre Zubereitung

1. Backofen auf 180 Grad Umluft (200 Grad Ober-/Unterhitze) vorheizen.

2nd Eiweiß im Mixtopf mithilfe des Rühraufsatzes etwa 2 Minuten 50 Grad Stufe 4 steif schlagen. Beiseite stellen.

3. Frühlingszwiebel putzen und im Mixtopf 3 Sekunden Stufe 6 zerkleinern.
4. Magerquark mit den beiden Eiern im Mixtopf 6 Sekunden Stufe 6 gut vermixen, steif geschlagenes Eiweiß hineingeben, mit Salz und Pfeffer aus der Mühle würzen und 3 Sekunden Stufe 6 vermengen.
5. Muffinförmchen mit je 4 Scheiben Parmaschinken kreuzweise auslegen, die Quarkmischung einfüllen, mit geriebenem Emmentaler bestreuen, etwas Paprikapulver darüber streuen und in den vorgeheizten Backofen schieben.

6th Auf Tellern anrichten und servieren. Guten Appetit!

Nährwerte pro Portion:

292 kcal | 11 KH| 7 F | 44 EW

Schwimmende Räucherforelle

Für 2 Portionen benötigen Sie:

100 g geräuchertes Forellenfilet

125 g Brunnenkresse

100 g Kartoffeln (mehlig kochend)

100 ml Sojacreme

600 ml Gemüsefond

1 El. Olivenöl

2 kleine rote Zwiebeln

Salz

schwarzer Pfeffer aus der Mühle

Ihre Zubereitung

1. Rote Zwiebeln schälen und im Mixtopf 4 Sekunden Stufe 4 zerkleinern.
2. Kartoffeln im Mixtopf 1 Sekunde vorsichtig auf Stufe 3 zerkleinern, nicht pürieren.
3. Brunnenkresse waschen, die dickeren Stiele abschneiden und in einem Sieb abtropfen lassen
4. Öl in den Mixtopf geben, Zwiebeln und Kartoffeln zugeben und geschlossen 1 Minute 100 Grad Varoma Stufe 1 garen.
5. Anschließend Gemüsefond zugeben und 12 Minuten Varoma Stufe 1 weitergaren.
6. Die Brunnenkresse zufügen mit Salz und Pfeffer abschmecken und im Mixtopf 6 Sekunden Stufe 8 gut pürieren.
7. Forellenfilets in mundgerechte Stücke teilen.

8th Die Suppe in Tellern gießen, Forellenstückchen darauf anrichten und servieren. Guten Appetit!

Nährwerte pro Portion:

237 kcal | 8 KH | 15 g F | 14 EW

Seelachs an Avocado Rauke

Für 2 Portionen benötigen Sie:

200 g frisches Seelachsfilet, grätenfrei

1 große reife Avocado

bunter Pfeffer aus der Mühle

2 frische Zitronen (Saft davon)

1 Bund frische Rauke

1 Schalotte

1 Eßl. Olivenöl

2 Tr. Sesamöl

4 Eßl. Gemüsebrühe

etwas Jodsalz

Ihre Zubereitung:

1. Zitronen auspressen. Frisches Seelachsfilet unter fließend kaltem Wasser kurz abspülen, evtl. Gräten entfernen, mit Küchenkrepp trockentupfen und 1 Eßl. frischem Zitronensaft beträufeln. In mundgerechte Stücke schneiden. Rauke gründlich unter kaltem Wasser waschen, in mundgerechte Stücke zupfen und in einem Sieb abtropfen lassen, oder einer Salatschleuder trockenschleudern.

2. Die Avocado zunächst halbieren und erst danach schälen, in schmale Spalten schneiden. Am einfachsten lässt sich die Avocado schälen, indem man sie wie eine Apfelsine der Länge nach einritzt und dann die Schale abzieht.

3. Die Schalotte schälen, im Mixtopf 2 Sekunden auf Stufe 5 zerkleinern. Zitronensaft und Gemüsebrühe zugeben, mit Salz und Pfeffer abschmecken. Seelachswürfel mit Olivenöl und Sesamöl in den Varoma Einlegeboden geben, mit Salz und Pfeffer würzen, Varoma aufsetzen und ca. 25 Minuten bei Stufe 1 garen lassen.

4. Etwas ausgebratenen Fischsud zum Zitronen-Gemüsefond geben, evtl. nochmals abschmecken und einige Sekunden im Mixtopf auf Stufe 5 einreduzieren lassen. Avocado und Rauke auf den Tellern verteilen, den Fisch darauf verteilen und etwas von dem heißen Dressing darüberträufeln. Guten Appetit!

Nährwerte pro Portion:

490 kcal | 9 g KH | 39 g F | 25 g EW

Seezunge mit Pfifferlingen

Für 2 Portionen benötigen Sie:

600 g Pfifferlinge

30 g Seeezungen

2 Knoblauchzehen

2 El. Zitronensaft, frisch gepresst

1 Tl. bio Zitronenschale

½ Paprikaschote rot

½ Paprikaschote gelb

1 Tl. Rapsöl

20 g Petersilie, frisch

15 g Schnittlauch, frisch

Sel de Fleur

schwarzer Pfeffer aus der Mühle

etwas Koriander

Ihre Zubereitung

1stDie Pfifferlinge putzen und unter fließend kaltem Wasser gründlich abwaschen. In einem Sieb gut abtropfen lassen.
2. Die Knoblauchzehe schälen und mit der bio Zitronenschale, Zitronensaft und Petersilie, Sel de Fleur, schwarzem Pfeffer und Koriander im Mixtopf 5 Sekunden Stufe 5 zerkleinern.
3. Die abgetropften Pfifferlingen dazugeben und mit dem Spatel kurz durchmischen.
4th Paprikaschoten putzen, Kerne entfernen, waschen und trocken tupfen. Anschließend in Streifen schneiden.
5. Varoma Einlegeboden mit Backpapier auskleiden, Dampfschlitze frei lassen.
6. Den Fisch mit Zitronensaft einreiben, mit den Gewürzen bestreuen und hinein geben.
7. Mit Paprikastreifen belegen und Einlegeboden aufsetzen.
8. Alles zusammen verschlossen 15 Minuten 100 Grad Varoma Stufe 1 garen.
9th Seezungenfilet auf Tellern anrichten, das Gemüse dekorativ daneben legen, mit etwas Gemüsesud beträufeln. Mit Petersilie bestreuen und servieren. Guten Appetit!

Nährwerte pro Portion:

328 kcal | 8 KH| 14 F | 42 EW

Selbstgemachtes Kräutersalz zum Kochen

Zutaten für 4 Portionen:

- 125g grobes Meersalz
- 2 EL Röstzwiebeln

- 2 Lorbeerblätter
- 1 TL Koriander
- 1 TL Oregano
- 1 TL Thymian
- 1 TL getrockneter Basilikum
- 1 TL getrockneter Rosmarin

Zubereitung:

1. Geben Sie für das Kräutersalz alle Zutaten in den Küchenwunderer und lassen diesen für 20 Sekunden auf der Stufe 10 laufen.

2. Das Salz können Sie nun in ein beliebiges Gefäß umfüllen, trocken lagern und zum Kochen oder würzen von Salaten verwenden.

Selbstgemachtes Kräuter-Zaziki

Zutaten für 4 Portionen:

- 1 Becher (500g) Sojajoghurt, Natur (Vorsicht: Sollte keiner sein, der süßlich schmeckt)
- 2 Gurken
- 4 Knoblauchzehen
- Salz und Pfeffer zum Abschmecken

Zubereitung:

1. Geben Sie die Gurke und den geschälten Knoblauch in groben Stücken in den Küchenwunder. Lassen Sie diesen für 8 Sekunden auf der Stufe 5 des Küchenwunder laufen.

2. Lassen Sie die Flüssigkeit der Gurke in einem Sieb abtropfen. Geben Sie dafür die zerkleinerte Gurke in ein Sieb und drücken mit einem Löffel leicht die Flüssigkeit heraus.

3. Geben Sie nun den Joghurt, die Gurke und den Knoblauch in eine Schüssel und verrühren alles miteinander. Schmecken Sie abschließend noch alles mit Salz und Pfeffer ab.

Sesampaste kann man leicht selbermachen:

300 g Sesamöl

300 g Sesamkörner

40 Sonnenblumenöl (alternativ Distelöl)

1 Deckel mit Schraubglas

Die Sesamkörner trocken in einer beschichteten Pfanne rösten. Je länger man röstet, desto intensiver der Geschmack. Nach dem Rösten komplett abkühlen lassen. Dann das Öl dazugeben und im Mixtopf Stufe 10 für 4 Minuten vermixen. Die Masse zwischendurch mit dem Spatel nach unten schieben. Das fertige Tahin in das Schraubglas füllen und NICHT im Kühlschrank, aber dunkel und trocken aufbewahren.

Soja-Fruchtjoghurt mit Nuss

Für 2 Portionen benötigen Sie:

150 g frische Erdbeeren

100 g frische Mango

300 g Sojajoghurt

5 Walnusskerne

5 Mandeln

2 Stiele frische Minze

Ihre Zubereitung

1. Erdbeeren unter kaltem Wasser kurz abspülen, Blüte mit Stielansatz entfernen. Mango schälen, halbieren und den Kern entfernen. Einige Erdbeeren für die Garnierung beiseite legen.
2. Mandeln in eine kleine Schüssel geben, mit kochendem Wasser überbrühen, nach ca. 3 Minuten häuten (alternativ: fertig gehäutete Mandeln).
3. Mandeln und Walnusskerne kurz in einer beschichteten Pfanne rösten, in den Mixtopf geben und 5 Sekunden auf Stufe 5 zerkleinern.
4. 50 g vorbereitete Erdbeeren und die Mango in den Mixtopf geben und 5 Sekunden auf Stufe 1-2 zerkleinern.
5. Abwechselnd Sojajoghurt, Erdbeer-Mango Mischung und Nüsse in Gläser schichten. Mit den übrigen Erdbeeren und den Minzestielen garnieren. Guten Appetit!

Nährwerte pro Portion:

253 kcal | 13 g KH | 15 g F | 15 g EW

Sonnengetrocknetes Tomaten-Spinat-Pesto

Für 1 Tasse

Zubereitungszeit: 7 Minuten

Schwierigkeitsgrad: leicht

ZUTATEN

- 50 g Parmesan
- 2 Knoblauchzehen, geschält
- 30 ml Olivenöl
- 150 g getrocknete Tomaten
- 25 g Blattspinat
- ½ Tasse Basilikum
- 25 g geröstete Pinienkerne
- Salz, nach Geschmack

ZUBEREITUNG

Reiben Sie den Parmesan-Käse in der TM-Schüssel für 5 Sekunden / Geschwindigkeit 9 und stellen ihn beiseite.

Den Knoblauch in der Schüssel für 5 Sekunden / Geschwindigkeit 5 hacken und an den Seiten nach unten schaben.

Gießen Sie Olivenöl dazu und braten den Knoblauch für 6 min / 100°C / Geschwindigkeit 1.

Fügen Sie dann Pinienkerne, Tomaten, Basilikum, Parmesan, Spinat und Salz hinzu und hacken alles für 4 Sekunden / Geschwindigkeit 6.

Die Soße ist nun fertig, um als Dip zu Crackern zu dienen oder in Pasta gemischt zu werden.

Spargel

Zutaten für 4 Portionen:

- 1000 g Spargel
- 1 gestr. TL Salz
- 1/2 gestr. TL Zucker
- 750 g Wasser

Zubereitung:

1. Schälen Sie zunächst den Spargel.
2. Dann geben Sie Wasser, Salz und Zucker in den verschließbaren Mixtopf des Küchenwunder, legen den Spargel in den Varoma, welchen Sie dann auf den Mixtopf stellen.
3. Timen Sie den Küchenwunder auf 26 Minuten und wählen Sie die Stufe 1 des Varoma Stufe 1 (bei einer mittleren Dicke des Spargels – ansonsten die Zeit etwas erhöhen.)

Spargel und Pancetta Bündel

4 Portionen

Zubereitungszeit: 20 Minuten

Schwierigkeitsgrad: leicht

ZUTATEN

- 16 Stängel Spargel
- 8 Pancetta Scheiben (dünn)

ZUBEREITUNG

Zuerst nehmen Sie den unteren Abschnitt der Spargel ab.

Dann wickeln Sie je zwei der Spargel in eine Pancetta Scheibe und durchstoßen diese mit einem Zahnstocher, um sie in Position zu halten.

Kochen Sie die Bündel in der Varoma mit geschlossenem Deckel 20 min / Varoma / Geschwindigkeit 1.

Entfernen Sie die Päckchen vorsichtig und servieren sie.

Speckröllchen

Für 2 Portionen benötigen Sie:

1 Scheibe mageren gekochten Schinken (je Spargelstange)

1 Scheiben mageren Frühstücksspeck (je Spargelstange)

1 Scheibe Gouda light (je Spargelstange)

500 g weißer Spargel

Ihre Zubereitung

1. Spargelstangen schälen und die holzigen Enden abschneiden.
2. Wasser in den Mixtopf geben, geschälten Spargel in den Varoma legen und auf den Mixtopf stellen.
3. 26 Minuten Varoma Stufe 1 garen. Die Garzeit kann je nach Dicke der Spargelstangen variiern.
4. Auf einem Küchenarbeitsbrett den Kochschinken einzeln auslegen.
5. Den Kochschinken mit je einer Scheibe Gouda light belegen, eine Spargelstange darauf geben und einrollen.
6. Das Schinken-Spargelröllchen mit je einer Scheibe mageren Frühstücksspeck umwickeln.
7. Die fertigen Speckröllchen in den Varoma legen und bei 100 Grad Stufe 1 ca. 10 Minuten garen lassen.
8. Auf Tellern anrichten. Guten Appetit!

Nährwerte pro Portion:

338 kcal | 3 g KH | 21 g F | 34 g EW

Spiegelei auf Rotbarschfilet

Für 2 Portionen benötigen Sie:

300 g Tomaten

½ Bund Petersilie

¼ bio Zitrone

2 Rotbarschfilets (á 150 g)

1 Eßl. Rapsöl (alternativ Butterschmalz)

2 Eier

1 Eßl. Distelöl

1 Eßl. Balsamicoessig

Pfeffer aus der Mühle

Sel de Fleur

Ihre Zubereitung

1. Rotbarschfilets waschen, evtl. Gräten entfernen und trockentupfen.
2. Tomaten und Petersilie unter kaltem Wasser abwaschen, bzw. abbrausen.
3. Tomaten im Mixtopf 2 Sekunden Stufe 5 grob zerkleinern, beiseite stellen.
4. Backofen auf 80 Grad vorheizen (Warmhaltetemperatur)

5th Den Einlegeboden mit Backpapier auskleiden, Rotbarschfilets würzen, mit Zitrone beträufeln und hineinlegen. Die Tomaten rundherum mit dazu legen.

6. Etwas Wasser in den Varoma geben, Einlegeboden einsetzen und das Fischfilet 14 Minuten Varoma Stufe 1 garen. Anschließend auf einem Teller zum Warmhalten in den Backofen stellen.
7. Wasser in den Mixtopf geben, Gareinsatz einhängen, Brokkoli-Röschen hineingeben und 12 Minuten im geschlossenen Varoma Stufe 1 garen und ebenfalls warm stellen.
8. Varoma mit einem befeuchteten Stück Backpapier auslegen, Wasser in den Mixtopf füllen und den leeren aufgesetzten Varoma 6 Minuten auf Varoma Stufe 1 erhitzen.

9th Anschließend die Eier über dem Backpapier aufschlagen und hineingleiten lassen. Nun 5-6 Minuten Varoma Stufe 1 garen.

10. In der Zwischenzeit das Fischfilet mit Tomaten und den Brokkoli auf vorgewärmten Tellern anrichten, fertiges Spiegelei auf das Fischfilet legen, mit Dill garnieren und sofort servieren.

Nährwerte pro Portion:

303 kcal | 11 g KH | 14 g F | 28 g EW

Spitzpaprika mit Schafskäsefüllung

Zutaten für 4 Personen:

- 6 Spitzpaprika
- 3 Knoblauchzehen
- 1 Bund Petersilie
- 400g Kräuterschafskäse
- 200g Kräuterfrischkäse
- 2 EL Olivenöl
- 2 TL Paprika Pulver
- 1 TL Thymian
- Salz und Pfeffer zum Abschmecken

Zubereitung:

1. Entfernen Sie den Strunk, halbieren und entkernen Sie die Spitzpaprika. Verteilen Sie die einzelnen Hälften nebeneinander auf einem Backblech.

2. Bereiten Sie nun die Füllung zu. Hierfür schälen Sie den Knoblauch und geben ihn in groben Stücken, zusammen mit der Petersilie, in den Küchenwunder. Lassen Sie diesen 5 Sekunden lang auf der Stufe 5 laufen.

3. Fügen Sie im Anschluss den Schafskäse hinzu und lassen den Küchenwunder weitere 5 Sekunden auf der Stufe 3 laufen.

4. Jetzt können Sie bereits die restlichen Zutaten hinzufügen. Lassen Sie alles 8 Sekunden lang im Linkslauf und auf der Stufe 4 laufen, um die Füllung gut miteinander zu verrühren.

5. Befüllen Sie die Spitzpaprika gleichmäßig mit der Schafskäsefüllung. Geben Sie die Paprika nun 15 Minuten lang bei 180° in den Backofen.

Spread von Avocado

Für 2 Portionen benötigen Sie:

75 g Magerjoghurt

1 reife Avocado

1 bio Limette

1 Fleischtomate

etwas Kardamom

Chili-Flocken

Paprikapulver rosenscharf

1 Knoblauchzehe

Salz

Pfeffer aus der Mühle

Ihre Zubereitung

1. Tomate waschen, den Strunk keilförmig herausschneiden und in den Mixtopf geben.
2. Knoblauchzehe schälen und mithilfe der Knoblauchpresse ebenfalls in den Mixtopf drücken.
3. Beides zusammen 8 Sekunden Stufe 6 zerkleinern.

4th Avocado halbieren, den Kern herauslösen und das Fruchtfleisch in den Mixtopf geben. Etwa 8 Sekunden auf Stufe 8 fein zerkleinern.

5. Die bio Limette heiß abwaschen, etwas Schale abreiben, halbieren und auspressen.
6. Limettenschale und -saft mit Magerjoghurt, Chili-Flocken, Paprikapulver rosenscharf, Salz, etwas Kardamom und Pfeffer aus der Mühle in den Mixtopf dazugeben und 15 Sekunden Stufe 8 vermixen.
7. Fertigen Spread umfüllen, den Kern der Avocado hineinlegen um den Spread vor Verfärbung zu schützen.

8th Vor dem Servieren Kern entfernen. Guten Appetit!

Nährwerte pro Portion:

161 kcal | 9 KH | 15 g F | 3 EW

Steinbeißer Töpfchen asiatisch

Für 2 Portionen benötigen Sie:

200 g Spitzkohl

1 gelbe Paprikaschote

5 g Zuckerschoten

1 mittelgroße Zwiebel

ca. 20 g Ingwerwurzel

½ Limette

1 rote Chilischote

1 Tl Sesamöl

1 El. Trockener Sherry (alternativ Mirin)

1 Tl. Honig

2 El. Sesam ungeschält

2 El. Rapsöl

2 Steinbeißerfilet (je 160 g)

Salz

Pfeffer aus der Mühle

Ihre Zubereitung

1. Zuckerschoten, Spitzkohl, Zwiebel, Paprika putzen, schälen, waschen und in den Mixtopf geben.
2. Ingwer schälen, Chili putzen und ebenfalls dazugeben. 4 Sekunden Stufe 4 zerkleinern. Beiseite stellen.
3. Limette auspressen, mit Sesamöl, Sherry und Hönig im Mixtopf 2 Sekunden Stufe 8 gut vermixen.
4. Steinbeißerfilet abwaschen, trockentupfen, leicht salzen und je eine Seite mit Sesam bestreuen.
5. Das zerkleinerte Gemüse in den Mixtopf geben und 3 Minuten 100 Grad Varoma Stufe 1 garen lassen.
6. Die Steinbeißerfilets mit der Sesamseite nach oben auf das Gemüse legen, und nochmals 2 Minuten 100 Grad Varoma Stufe 1 garen.

7th Steinbeißerfilets auf Tellern anrichten, das Gemüse außen um die Filets herumlegen, etwas Sesam-Limetten-Vinaigrette auf die Filets träufeln und sofort servieren. Guten Appetit!

Nährwerte pro Portion:

374 kcal | 17 KH | 15 g F | 40 EW

Thai Hühner-Creme-Suppe

3 Portionen

Zubereitungszeit: 15 Minuten

Schwierigkeitsgrad: leicht

ZUTATEN

- 1 EL Erdnussöl
- 1,5 EL Thai Red Curry Paste
- 1 Eigelb
- 125 g leichten Frischkäse
- 125 ml Sahne
- 375 ml Hühnerbrühe
- 300 g Hähnchenbrust, in feine Streifen geschnitten
- 6 Kirschtomaten, halbiert
- ½ Bund frischer Koriander, gehackt
- Salz und Pfeffer nach Geschmack
- Koriander zum Garnieren

ZUBEREITUNG

Kochen Sie das Erdnussöl und die Curry Paste 3 min / 100°C / Geschwindigkeit.

Fügen Sie Eigelb, Sahne und Frischkäse hinzu und kombinieren Sie alles für 5 Sekundenunden / Geschwindigkeit 4 oder bis es geschmeidig ist.

Als Nächstes geben Sie die Brühe und das Hühnchen dazu und kochen für 10 min / 100°C / rückwärts / Stufe 1.

Geben Sie in die Mischung die Kirsch-Tomaten, Salz, Pfeffer und Koriander, und lassen alles für ca. 2 Minuten gehen, um die Tomaten einzuweichen.

Streuen Sie etwas Koriander über das Gericht und servieren Sie es warm.

Thunfischsteak

Für 2 Portionen benötigen Sie:

325 g Thunfischfilet

1½ El. Olivenöl

2 Knoblauchzehen

1 Stange Porree

50 g schwarze Oliven (entsteint)

3 Stiele Petersilie

1 Apfelsine

Meersalz

2 Tl. Pfefferkörner schwarz

1 Tl. Pfefferkörner weiß

Ihre Zubereitung

1. Pfefferkörner im Mörser zerstoßen und auf einen Teller geben.
2. Thunfischfilet in 2 schöne Steaks schneiden und beidseitig in zerstoßenem Pfeffer wenden.
3. Porree putzen, unteres Ende abschneiden und gründlich unter kaltem Wasser waschen. In etwa 1 cm dicke Scheiben schneiden. In ein Sieb geben und gut abtropfen lassen.
4. Knoblauch schälen und ebenfalls in Scheiben schneiden.
5. Apfelsine auspressen und 150 m Saft abmessen, beiseite stellen.
6. Knoblauch schälen und durch die Knoblauchpresse drücken.
7. Petersilie abbrausen, trockentupfen und einige schöne Blättchen abzupfen. Oliven abtropfen lassen und im Mixtopf 3 Sekunden Stufe 4 grob zerkleinern.
8. Öl in den Mixtopf geben, Lauchscheiben und Knoblauch hineingeben, Oliven und Saft der Apfelsine dazugeben und 45 Sekunden Stufe 5 miteinander gut vermischen.
9. Varoma Einlegeboden mit Backpapier auskleiden, die Dampfschlitze frei lassen, Thunfischsteaks auf das Backpapier legen und Einlegeboden aufsetzen.
10. Alles zusammen 15 Minuten 120 Grad Varoma Stufe 1 garen lassen.
    Thunfischsteaks auf vorgewärmten Tellern anrichten, Petersilie unter den Porree rühren, neben den Thunfischsteaks anrichten und mit Petersilie verzieren. Guten Appetit!

Nährwerte pro Portion:

482 kcal | 4 KH | 27 g F | 43 EW

Tomatendipp

Zutaten für 4 Portionen:

- 6 getrocknete und in Öl eingelegte Tomaten
- 1 Knoblauchzehe
- 200g Frischkäse
- Salz und Pfeffer zum Abschmecken

Zubereitung:

1. Lassen Sie die getrockneten Tomaten gut abtropfen und geben Sie diese zusammen mit den Knoblauchzehen in den Küchenwunderer. Lassen Sie diesen 5 Sekunden auf Stufe 5 laufen.

2. Geben Sie den Frischkäse hinzu und verrühren alles 3 Sekunden, auf Stufe 3 im Küchenwunderer.

3. Zeit alles mit Salz und Pfeffer abzuschmecken und in einer Schlüssel herzurichten.

Tomaten-Gazpacho

Für 1 Portion benötigen Sie:

1 Frühlingszwiebel
1 Knoblauchzehe
100 g Salatgurke
200 g Tomaten
1 EL Sherry Essig
1 EL Olivenöl
Salz
frisch gemahlener Pfeffer
2 Tropfen Tabasco

Ihre Zubereitung:

1. Schneiden Sie die Frühlingszwiebel, die Gurke und die Tomaten zunächst in grobe Stücke.

2. Dann geben Sie alle Zutaten in den geschlossenen Mixtopf des Küchenwunder und pürieren alles für 10 Sekunden auf Stufe 6.
3. Anschließend füllen Sie das Gazpacho in eine Schüssel um und servieren.

Tomatenpesto

Zutaten für 4 Portionen:

- 200g getrocknete Tomaten
- 150g frische Tomaten
- 200g Parmesankäse
- 50g Pinienkerne
- 25 frische Basilikumblätter
- 300ml Olivenöl

Zubereitung:

1. Geben Sie die getrockneten Tomaten auf Stufe 10 für 10 Sekunden in den Küchenwunderer. Füllen Sie die klein gehackten Tomaten für die spätere Verarbeitung in eine Schale.

2. Nun geben Sie den Parmesankäse in groben Stücken in den Küchenwunderer und lassen ihn auf Stufe 10 für 15 Sekunden zerkleinern.

3. Die Pinienkerne kommen hinzu und Sie lassen ihn für weitere 6 Sekunden auf der Stufe 8 laufen. Geben Sie die zerkleinerten Pinienkerne und den Parmesankäse zurück in eine Schale, damit der Küchenwunderer frei ist für die nächsten Schritte.

4. Füllen Sie die getrockneten Tomaten aus der Schale zurück in den Küchenwunderer. Geben Sie die restlichen Zutaten hinzu und lassen alles auf der Stufe 5 eine Minute lang zu einer geschmeidigen Masse vermengen.

5. Geben Sie den Parmesankäse und die Pinienkerne zurück und lassen alle Zutaten zusammen nochmal für 12 Sekunden auf der Stufe 5 laufen.

Tomaten-Seelachsfilet

Für 2 Portionen benötigen Sie:

400 g Seelachsfilet

400 g geschälte Tomaten (Dose)

1 Knoblauchzehe

1 rote Zwiebel

½ Tl. Oregano

6 El. Sahne

2 El. Distelöl

2 Tl. Tomatenmark

Ihre Zubereitung

1. Kopfsalat waschen, trockenschleudern und zerpflücken.
2. Hähnchenbrustfilet waschen und trockentupfen, mit Sel de Fleur, Koriander, Paprikapulver und Pfeffer aus der Mühle würzen.

3rd Aubergine putzen, ebenfalls die Karotten putzen und beides zusammen im Mixtopf 5 Sekunden Stufe 3 grob zerkleinern. Beiseite stellen.

4. Joghurt mit Gewürzen und Zitronensaft im Mixtopf 30 Sekunden Stufe 6 vermixen.
5. Zerkleinerte Auberginen, Karotten und den zerpflückten Kopfsalat auf Tellern anrichten, Zitronenjoghurt darüber träufeln.
6. Etwas Öl in den Mixtopf geben und das Hähnchenbrustfilet 3 Minuten Linkslauf vorgaren.
7. Anschließend weitergaren 15 Minuten Varoma Stufe 1.
8. Hähnchenbrustfilet in Streifen schneiden und dekorativ über dem Salat anrichten.

Nährwerte pro Portion:

475 kcal | 11 KH | 29 F | 40 EW

Tomatensalat mit Schafskäse

<u>Zutaten für 4 Portionen:</u>

- 500g Cocktailtomaten
- 250g Schafskäse

- 1 Zwiebel
- 3 Knoblauchzehen
- 2 Stangen Schnittlauch
- 8 frische Basilikumblätter
- 1 Becher Sahne
- Salz und Pfeffer zum Abschmecken

Zubereitung:

1. Schälen Sie die Zwiebel und geben diese zusammen mit dem Knoblauch, dem Schnittlauch und dem Basilikum in den Küchenwunderer. Lassen Sie alles für 6 Sekunden auf der Stufe 5 verkleinern.

2. Geben Sie die Sahne hinzu und lassen alles noch mal für weitere 5 Sekunden auf Stufe 4 verrühren.

3. Nun halbieren Sie die Cocktailtomaten und geben diese in eine ausreichend große Schale. Den Schafskäse würfeln Sie und vermengen ihn zusammen mit dem Dressing und dem Salat.

Tootsie Brot

8 Stück

Zubereitungszeit: 18 Minuten

Schwierigkeitsgrad: leicht

ZUTATEN

- 6 große Eier, getrennt
- ¼ Teelöffel Weinstein
- 190 g kalter Frischkäse

ZUBEREITUNG

Zunächst heizen Sie den Backofen auf 150°C vor und fetten ein Backblech ein (oder legen es mit Backpapier aus).

Das Eiweiß

Benutzen Sie den Schmetterlings-Aufsatz in der TM-Schüssel und schlagen Sie das Eiweiß und den Weinstein für 4-5 min / MB/Deckel ab / Geschwindigkeit 3 bis das Eiweiß sehr steif ist, und stellen Sie es zur Seite zur späteren Verwendung.

Die Eigelbe

Eigelb und Frischkäse verquirlen, für 20 Sekunden / Geschwindigkeit 4 oder bis alles gut vermischt ist.

Kombinieren Sie das Eigelb und Eiweiß

Falten Sie die Mischungen aus Eigelb und Eiweiß sanft untereinander.

Löffeln Sie die Mischung auf das vorbereitete Backblech und backen diese für 10-15 Minuten.

Tzatziki

Zutaten für 1 Portion:

- ½ Salatgurke
- 250 g Speisequark
- 100 g Creme Fraiche.
- 100 g Schmand
- 2-3 Knoblauchzehen
- 1 Prise Pfeffer
- 1 TL Salz
- 1-2 EL Olivenöl

Zubereitung:

1. Schälen Sie zuerst die Gurke und entfernen Sie mit einem Löffel grob die Kerne, bevor Sie sie in grobe Stücke schneiden. Geben Sie dann diese Stücke in den geschlossenen Mixtopf des Küchenwunder und zerkleinern Sie sie für 8 bis 10 Sekunden auf Stufe 4. Füllen Sie die Gurke danach in ein kleines Schälchen um oder ein Sieb. So kann das Gurkenwasser gleich abtropfen.
2. Geben Sie nun die Knoblauchzehen durch die Deckelöffnung des geschlossenen und in Betrieb (Stufe 6) befindlichen Mixtopfes. Nehmen Sie hier den Spatel zu Hilfe, um die Knoblauchzehen nach unten zu schieben. Zerkleinern Sie den Knoblauch für 4 Sekunden.
3. Danach fügen Sie Quark, Creme Fraiche, den frischen Schmand sowie die Gewürze hinzu und lassen den geschlossenen Mixtopf für 8 Sekunden im Linkslauf der Sanftrührstufe laufen. Dabei geben Sie nach und nach das Olivenöl durch die Öffnung im Deckel des Mixtopfes hinzu.
4. Anschließend geben Sie die abgetropften Gurken hinzu und verrühren das Ganze für 15 bis 20 Sekunden im Linkslauf der Stufe 2, bevor Sie es noch einmal abschmecken und umfüllen.

Umhüllter Thunfisch

Für 2 Portionen benötigen Sie:

½ Dose Thunfisch (im eigenen Saft?

4 hart gekochte Eier

<u>Je Ei:</u>

1 Eßl. feinstgehackte Zwiebel

1 Eßl. feinstgehackten Staudensellerie

120 g Mayonnaise

Salz

bunter Pfeffer aus der Mühle

Petersilie

Schnittlauch-Röllchen

Ihre Zubereitung

1. Thunfisch im eigenen Saft in einem Sieb abtropfen lassen.
2. Zwiebel schälen, in den Mixtopf geben. Staudensellerie waschen, putzen halbieren und ebenfalls in den Mixtopf geben.
3. Zwiebeln und Staudensellerie 5 Sekunden auf Stufe 8 zerkleinern. Evtl. zwischendurch mit dem Spatel nach unten schieben. Anschließend beiseite stellen.
4. 4 Eier in den Gareinsatz geben, 500 ml Wasser in den Mixtopf geben, den Gareinsatz aufsetzen und Varoma Stufe 1 garen für ca. 14 Minuten garen.
5. Fertig gegarte Eier abschrecken, pellen und halbieren.

6th Eigelb herauslösen und in den Mixtopf geben. Thunfisch, die feinstgehackten Zwiebeln und Staudensellerie mit der Mayonnaise ebenfalls zufügen. Mit Salz und buntem Pfeffer aus der Mühle würzen.

7. Alles miteinander 10 Sekunden auf Stufe 10 miteinander vermischen.

8th Die fertige Thunfischmasse in die halbierten Eier füllen, mit Petersilie und Schnittlauch garnieren und servieren. Guten Appetit!

Nährwerte pro Portion:

611 kcal | 4 g KH | 56 g F | 24 g EW

Varoma gedämpftes Spargel-Bündel

2 Portionen

Zubereitungszeit: 22 Minuten

Schwierigkeitsgrad: leicht

Zutaten:

- 4-5 Speere von frischem Spargel (in jeweils 2 Bundles)
- 150 g geräucherter Lachs
- frischer Schnittlauch die Bündel zum Binden
- 2 mittelgroße Pilze
- 500 g Wasser

ZUBEREITUNG:

Waschen Sie den Spargel und schneiden Sie die dicken Enden ab.

Legen Sie einen Lachsstreifen auf eine saubere Küchenoberfläche und rollen Sie den Spargel, um Lachsstreifen-Bündel zu bilden.

Binden Sie jedes Bündel mit frischem Schnittlauch.

Schneiden Sie die Pilze, schichten Sie diese im Varoma Fach und legen Sie dann zu den Spargelbündeln.

Gießen Sie Wasser in die TM-Schüssel, legen Sie es ins Varoma und kochen die Masse für 20 Minuten / Varoma / auf der Stufe 2 oder bis der Spargel gar ist.

Warm servieren und mit Ihren Lieblings-Sauce anrichten.

Veganer Ofen-Gemüsemix

Zutaten für 4 Portionen:

- 1 große Zucchini
- 1 rote Paprika
- 1 gelbe Paprika
- 16 Cocktailtomaten

Für die Marinade:

- 3 EL Kürbiskernöl
- 2 EL Balsamico
- 2 EL Tomatenmark
- 1 TL Paprika Pulver
- 2 Zweige Rosmarin abgezupft
- 1 Zweig Petersilie
- Salz und Pfeffer zum Abschmecken

Zubereitung:

1. Bereiten Sie zuerst das Gemüse vor. Die Zucchini schneiden Sie in ca. 55mm dicke Scheiben. Die Paprikas entkernen Sie zuerst und schneiden dann diese in 4cm lange Streifen. Und die Cocktailtomaten werden halbiert. Geben Sie das Gemüse im Anschluss zusammen in eine Schüssel und bereiten die Marinade vor.

2. Geben Sie alle Zutaten, welche Sie für dic Marinade benötigen, in den Küchenwunderer und lassen diesen für 7 Minuten auf Stufe 3 laufen.

3. Die Marinade geben Sie nun über das Gemüse und lassen alles im Kühlschrank für etwa 30 Minuten gut durchziehen.

4. Zuletzt geben Sie noch das Gemüse in eine Auflaufform und braten alles bei 200° Ober-/ Unterhitze etwa 10 Minuten an. Damit das Gemüse schön kross wird, lassen Sie das Gemüse bei 250° nochmal für weitere 10 Minuten im Ofen (Vorsicht das es nicht verbrennt).

Vegetarischer Dip aus Kichererbsen

Zutaten für 4 Personen:

- 1 Dose Kichererbsen
- 3 Knoblauchzehen
- 200g Magerquark
- 50g Sesampaste
- ½ TL Kreuz Kümmel
- 1 TL Paprika Pulver
- Salz und Pfeffer zum Abschmecken

Zubereitung:

1. Geben Sie die Kichererbsen in ein Sieb zum Abtropfen. Spülen Sie diese anschließend mit warmem Leitungswasser ab und lassen auch dieses abtropfen.

2. Schälen Sie die Knoblauchzehen und geben diese in kleinen Stücken, zusammen mit den restlichen Zutaten, in den Küchenwunder. Lassen Sie alles für 8 Sekunden lang auf der Stufe 10 laufen.

3. Schieben Sie die Zutaten, welche sich am Innenrand des Küchenwunder gesammelt haben, mit einem Spatel zurück und lassen den Küchenwunder erneut für 8 Sekunden laufen.

4. Wenn der Kichererbsen-Dip die gewünschte Konsistenz erreicht hat, können Sie ihn in eine Schüssel füllen.

Weihnachts-Chutney

Für 1 Tasse

Zubereitungszeit: 31 Minuten

Schwierigkeitsgrad: leicht

ZUTATEN

• 2,5 cm Ingwer, geschält

• ½ Zwiebel, geschält

• ½ Granny Smith Apfel, entkernt

• 100 g Pflaumen, entsteint

• 100 g getrocknete Aprikosen

• 100 g Datteln, entsteint

• 75 ml Apfelessig

- 25 g brauner Zucker
- ½ TL Salz
- ½ TL Piment
- ½ TL Zimtpulver
- ¼ TL Nelkenpulver

ZUBEREITUNG

Den Ingwer für 5 Sekunden / Geschwindigkeit 8 in der TM-Schüssel reiben.

Fügen Sie Zwiebel und Apfel hinzu und reiben sie für 4 Sekunden / Geschwindigkeit 5.

Dann geben Sie Pflaumen, Aprikosen und Datteln dazu und hacken alles für 3 Sekunden / Geschwindigkeit 7.

Nachdem Sie die Seiten der Schüssel mit einem Spatel abgeschabt haben, fügen Sie den Apfelessig, braunen Zucker, Salz, Piment, Zimt und Gewürznelke hinzu und mischen das ganze für 10 Sekunden / Geschwindigkeit 4,5.

Kochen Sie diese Mischung für 30 min / 100°C / rückwärts / Geschwindigkeit 1 / MB/Deckel ab.

Nehmen Sie sie heraus um sie etwas abkühlen zu lassen und servieren Sie sie mit Fleischbraten, Käse oder Salzgebäck.

Weißwurst an Wirsingbett

Für 4 Portionen benötigen Sie:

800 g Wirsing (etwa 1 kleiner Kopf)

1 roter fester Apfel

5 Schalotten

3 Eßl. Distelöl

1 Lebkuchen (ohne Schokolade)

50 ml Sherry

1 Eßl. Ahornsirup (alternativ Honig)

süßer Senf

Salz

Pfeffer aus der Mühle

150 ml Wasser

4 Paar Weißwürste

Ihre Zubereitung:

1. Wirsing putzen, halbieren, den Strunk herausschneiden, die Blätter gut waschen, im Mixtopf 2 Sekunden auf Stufe 5 zerkleinern und beiseite stellen.
2. Schalotten und Apfel schälen, im Mixtopf 3 Sekunden Stufe 5 zerkleinern. Dann das Distelöl und Ahornsirup zugeben und ca. 2 Minuten Varoma Stufe 5 dünsten.
3. Den beiseite gestellten Wirsing dazugeben, Wasser, Sherry, Lebkuchen, Salz und Pfeffer aus der Mühle mit hineingeben.
4. Obenauf legen Sie die Weißwürste und lassen alles zusammen im verschlossenen Varoma 20 Minuten bei 100 Grad im Linkslauf Stufe 1 garen.

5th Auf vorgewärmten Tellern anrichten, süßen Senf dazureichen. Guten Appetit!

Nährwerte pro Portion:

55 kcal | 18 g KH | 36 g F | 23 g EW

Wrap Tomate-Chicken

Für 1 Wrap benötigen Sie:

50 g Hühnerbrust

1 Blatt Romanasalat

20 gr Krautsalat

1 Tomate

10 g Mayonnaise

Salz

Pfeffer aus der Mühle

Backpapier

Ihre Zubereitung

1. Wrap auf einen Teller legen, im vorgeheizten Backofen (80 Grad) warmhalten.
2. Hühnerbrust waschen, trockentupfen und im Mixtopf 3 Sekunden Stufe 4 grob zerkleinern.
3. Kleiden Sie den Varoma Einlegeboden mit Backpapier aus, die Dampfschlitze frei lassen.
4. Einlegeboden aufsetzen, Hühnerbrustwürfel einfüllen, salzen, pfeffern und 15 Minuten Varoma Linkslauf Stufe 1 garen.
5. In eine Schüssel umfüllen und im vorgeheizten Backofen (80 Grad) warmhalten.
6. Tomate waschen, in den Mixtopf füllen und 2 Sekunden Stufe 4 zerkleinern
7. Den Teller mit dem Wrap aus dem Backofen nehmen, Romana Salat darauflegen und dünn mit Mayonnaise bestreichen.

8th Mit Tomaten und Krautsalat belegen, salzen und pfeffern nach Belieben und zu einem Wrap zusammenrollen. Guten Appetit!

Nährwerte pro Portion:

200 kcal | 6 g KH | 12 g F | 17 g EW

Würzige Chickenbrawn

Für 2 Portionen benötigen Sie:

40 ml Geflügelbrühe

40 ml Tomatensaft

10 ml trockener Weißwein

2 El. Rotweinessig

3 Blatt Gelatine

50 g Schalotten

½ Tl. Senfkörner

½ Tl. edelsüss Paprikapulver

1 Lorbeerblatt

3 Pfefferkörner schwarz

200 g rote Paprika

150 g Hähnchenbrust-Aufschnitt

5 Stiele glatte Petersilie

Salz

Pfeffer aus der Mühle

etwas grüner Salat für die Garnitur

Ihre Zubereitung

1. Blatt Gelatine in kaltem Wasser einweichen.
2. Schalotten schälen, Paprika hälfteln, Häutchen und Kerne entfernen und gründlich abwaschen.
3. Schalotten, Paprika und Hähnchenbrust Aufschnitt in den Mixtopf geben und 2 Sekunden Stufe 6 grob zerkleinern, beiseite stellen.
4. Weißwein, Tomatensaft, Geflügelbrühe, Senfkörner, Paprikapulver, Lorbeerblatt und Pfefferkörner dazugeben und 10 Sekunden auf Stufe 8 vermischen.
5. Gelatine ausdrücken, in die heiße Flüssigkeit geben, Essig zufügen und zwischendurch umrühren, bis die Gelatine vollständig aufgelöst ist. Etwa 25 Minuten ziehen lassen, damit sich die Gewürze voll entfalten können.
6. Flüssigkeit nach 25 Minuten durch ein Sieb seihen und abkühlen lassen, herzhaft mit Salz abschmecken.

7th Zerkleinerte Paprika, Cornichons und Hähnchenbrust auf 4 kleine Förmchen verteilen (je 150 ml Inhalt) und den abgekühlten Sud darüber gießen. Die Sülze ca. 6 Stunden kalt stellen.

8th Die gekühlten Förmchen mit der Unterseite kurz in heißes Wasser tauchen, damit es sich besser stürzen lässt. Die Sülze vorsichtig auf mit grünem Salat ausdekorierte Teller stürzen. Guten Appetit!

Nährwerte pro Portion:

105 kcal | 2 KH | 1 g F | 20 EW

Zanderfilet mit Kräuterbutter

Für 2 Portionen benötigen Sie:

2 Zanderfilets

½ Bund glatte Petersilie

½ bio Zitrone

2 Knoblauchzehen

2 El. Olivenöl

2 ½ El. gute Butter

Salz

Pfeffer aus der Mühle

Ihre Zubereitung

1. Zanderfilets waschen, trockentupfen und mehrfach mit einem scharfen Messer schräg einschneiden.
2. Zitrone in Spalten schneiden, Knoblauchzehen schälen und leicht andrücken.
3. Petersilie waschen und einige Blättchen abzupfen.
4. Einlegeboden mit Backpapier auskleiden, Dampfschlitze freilassen.
5. Zanderfilets hineinlegen, mit Salz und Pfeffer würzen, Knoblauch seitlich mit dazu legen.
6. Einlegeboden einsetzen und 10 Minuten 100 Grad Varoma Stufe 1 garen.
7. Zitronenspalten in Zucker wenden, in den Mixtopf geben und 2 Minuten 100 Grad Varoma Stufe 2 garen.
8. Butter zufügen und nochmals 1 Minute weitergaren, danach erst die Petersilie zufügen.

9th Zanderfilets auf Tellern anrichten und mit der Kräuterbutter beträufeln. Restliche Kräuterbutter dazu reichen. Guten Appetit!

Nährwerte pro Portion:

386 kcal | 6 g KH | 26 g F | 29 g EW

Zitrus Gulasch ungarische Art

Für 2 Portionen benötigen Sie:

325 g Putengulasch

1 El. Distelöl

250 g rote Zwiebeln

1 Knoblauchzehe

1 Tl. Kümmel

1 bio Zitrone

1 El Paprikapulver rosenscharf

½ El. Paprikapulver edelsüss

Meersalz

bunter Pfeffer aus der Mühle

1 Tl. Kümmel

Ihre Zubereitung

1. Zwiebeln schälen, in den Mixtopf geben.
2. Putengulasch mit 1 El. Distelöl in eine Schüssel geben, Salz und Pfeffer überstreuen, gut vermischen und marinieren lassen.
3. Knoblauch schälen und durch die Knoblauchpresse drücken.
4. Zitrone heiß abwaschen, die Schale abraspeln und mit der zerdrückten Knoblauchzehe mischen, Salz und Kümmel dazugeben, alles vermengen und beiseite stellen.
5. Restliches Öl in den Mixtopf geben, das Putengulasch mitsamt der Marinade zugeben. Zwiebel-Knoblauchgemisch ebenfalls dazufüllen, mit Salz, Pfeffer, Paprika edelsüss und Paprika rosenscharf würzen.
6. Alles zusammen 45 Sekunden 100 Grad Linkslauf Stufe 2 garen.

7th Auf vorgewärmten Tellern anrichten, nach Belieben mit gehackter Petersilie bestreuen und servieren. Guten Appetit!

Nährwerte pro Portion:

368 kcal | 2 KH | 20 g F | 42 EW

Zucchini-Hummus mit Gemüsesticks

Für 4-5 Portionen benötigen Sie:

4 El. Sesampaste

2 mittelgroße Zucchini

30 ml Rapsöl

60 ml frisch gepresster Limettensaft

1 El. Kreuzkümmel

1 Tl. Meersalz

2 Knoblauchzehen

1 Prise Koriander

Frisch gemahlener Pfeffer

3-4 bio Möhren

Ihre Zubereitung

1. Möhren schälen, die Enden entfernen und in Längsstreifen schneiden. In Zitronenwasser legen und kurz vor dem Servieren herausnehmen und trockentupfen.
2. Zucchini waschen und schälen und im Mixtopf 8 Sekunden auf Stufe 5 zerkleinern.
3. Limette auspressen und durch ein kleines Sieb seihen.
4. Knoblauchzehen schälen und mithilfe der Knoblauchpresse den Zucchiniwürfeln zugeben.
5. Limettensaft einfließen lassen, Rapsöl, Sesampaste, Kreuzkümmel, Meersalz, Koriander und etwas frisch gemahlenen Pfeffer dazugeben und 15 Sekunden Stufe 8 gut miteinander vermengen.
6. Es sollte eine feine Paste entstehen.

7th Diese in eine Schale umfüllen und servieren. Guten Appetit!

Nährwerte pro Portion:

20 kcal | 5 KH| 0,1 F | 0,5 EW

Zucchini-Pesto Pasta

2 Portionen

Zubereitungszeit: 13 Minuten

Schwierigkeitsgrad: leicht

ZUTATEN

- 37,5 g Parmesan, grob gehackt
- 1 Knoblauchzehe, geschält
- 150 g getrocknete Tomaten
- 30 ml Olivenöl
- 2 kleine Zucchini
- ½ Tasse frische Basilikumblätter
- 6 Bocconcini Käsestücke, halbiert

ZUBEREITUNG

Kochen Sie die Nudeln in dem TM-Messbecher mit Wasser für 10 min / 80°C / Geschwindigkeit 1 oder bis sie gar sind.

Reiben Sie den Knoblauch und den Käse in der TM-Schüssel für 2 Sekunden / Geschwindigkeit 8.

Fügen Sie die Tomaten hinzu und hacken alles für 3 Sekunden / Geschwindigkeit 8.

Geben Sie das Olivenöl dazu und braten Sie die Mischung für 2 min / 80°C / rückwärts / Geschwindigkeit 1.

Vermengen Sie Pesto, Nudeln, Bocconcini und Basilikum und servieren es sofort.

Zucchinispaghetti mit Hacksoße

Für 2 Portionen benötigen Sie:

500 g Hackfleisch

3 Zucchini

1 Zwiebel

200 g Tomaten (alternativ: geschälte Tomate aus der Dose)

1 Eßl. Tomatenmark

Distelöl

bio Gemüsebrühe

Salz

Pfeffer aus der Mühle

Ihre Zubereitung

1st Die frische Tomate in eine kleine Schüssel geben, mit kochendem Wasser überbrühen. Nach 1 Minute herausnehmen und häuten.
2. Die Zucchini waschen, die beiden Enden abschneiden. Mit einem Julienneschneider (Spaghettiform) oder Sparschäler (Bandnudelform) der Länge nach Streifen schälen.
3. Die Zwiebel schälen, halbieren und mit den Tomate im Mixtopf auf Stufe 5 für 8 Sekunden zerkleinern, beiseite stellen.
4. Hackfleisch für 5 Minuten auf Sanftrührstufe im Linkslauf in den Varoma geben. Dann die Tomate, Tomatenmark, Zwiebeln, etwas Gemüsebrühe, Salz, Pfeffer aus der Mühle und Oregano zugeben.
5. Alles zusammen bei 100 Grad im Linkslauf Stufe 1-2 für 12 Minuten garen lassen.
6th Die Zucchinispaghetti mit Wasser im Mixtopf Linkslauf auf 100 Grad für ca. 3 Minuten garen. Nach Geschmack mit Salz würzen.
7th Zucchinispaghetti auf Tellern anrichten, Hackfleischsoße darübergeben, mit Parmesan bestreuen. Guten Appetit!

Nährwerte pro Portion:

611 kcal | 24 g KH |35 g F | 55 g EW

Zukapa überbacken

Für 6 Portionen benötigen Sie:

1 bio Möhre

1 mittelgroße Zucchini

1 rote Paprikaschote

1 gelbe Paprikaschote

3 Knoblauchzehen

10 g schwarze Oliven (entsteint)

Balsamico Creme

Italienische Kräuterwürzmischung

2 Mozarella Kugeln

2 El. Tomatenmark

Rapsöl

Ihre Zubereitung

1. Paprika, Zucchini und bio Möhre putzen und abwaschen.
2. Zusammen im Mixtopf 5 Sekunden Stufe 5 grob zerkleinern.
3. Etwas Rapsöl dazugeben und 2 Minuten 100 Grad Stufe 1 vorgaren.
4. Knoblauchzehen mithilfe der Knoblauchpresse darüber drücken, mit den Gewürzen abschmecken, Tomatenmark dazu geben und 1 Minute 100 Grad weitergaren.
5. Anschließend etwas Wasser zugeben und ca. 25 Minuten weiter garen.

6th Mozarella in Scheiben schneiden.

7. Das Gemüse aus dem Garwasser heben, Garwasser abfüllen und das Gemüse in den Varoma schichten, Balsamico Creme dazugeben, die Mozarellascheiben darüber legen und 8 Minuten Varoma Stufe 1 durchziehen lassen.

8th Auf vorgewärmten Tellern anrichten, mit gerösteten Schinkenwürfeln bestreuen und servieren. Guten Appetit!

Nährwerte pro Portion:

47 kcal | 107 KH| 13 F | 13 EW

Zulem Suppe

Für 2 Portionen benötigen Sie:

300 g Zucchini

250 g rote Zwiebel

1 El Olivenöl

2 Knoblauchzehen

2 Safranfäden (alternativ: 2 Prisen Kurkuma)

600 ml klare Hühnerbouillon

200 gr. Naturjoghurt (1,5% Fett)

150 gr. Kichererbsen

1 bio Zitrone

1 Teel. Kumin (Kreuzkümel)

1 bio Ei (Grösse M)

5 Stängel Minze

etwas Salz

Ihre Zubereltung

1. Zwiebeln und Knoblauch schälen und im Mixtopf 2 Sekunden auf Stufe 5 zerkleinern, beiseite stellen. Zucchini waschen, die Enden abschneiden, in grobe Scheiben schneiden im Mixtopf 2 Sekunden auf Stufe 4 zerkleinern.
2. Nun Olivenöl, Safranfäden, die abgetropfte Kichererbsen und Kumin dazugeben und 2 Minuten im Varoma auf Stufe 2 andünsten.
3. Die Hühnerbouillon dazugeben und mit aufgesetztem Meßbecher ca. 14 Minuten auf 100 Grad bei Stufe 3 kochen.
4. Nach der Kochzeit ca. 10 Sekunden auf Stufe 8 pürieren.

5th Joghurt, Zitronensaft und Ei im Mixtopf 1-2 Sekunden auf Stufe 2 verrühren. Die Joghurtmischung vorsichtig untermischen, mit Gewürzen evtl. abschmecken, auf Tellern anrichten und mit Minzblättern bestreut servieren. Guten Appetit!

Nährwerte pro Portion:

355 kcal | 36 g KH | 14 g F | 20 g EW

Impressum:

Lena Franke

Libanonstr. 85

70186 Stuttgart

19423840R00118

Printed in Poland
by Amazon Fulfillment
Poland Sp. z o.o., Wrocław